からの
病気にならない食べ方大全

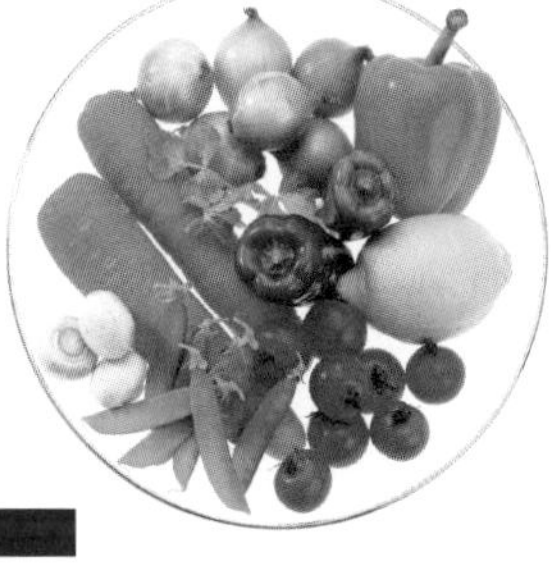

医学博士
白澤卓二 監修

宝島社

はじめに

　東京で初めてオリンピックが開催された１９６４年、日本人の65歳以上の人口は全体の６・２％でした。平均寿命は男性が67・67歳、女性が72・87歳で、65歳は「人生の終着点」に近い場所でした。私が幼少の頃の65歳は、いかにも「おじいちゃん」「おばあちゃん」という感じだったと記憶しています。

　これに対し、次の東京オリンピックが開かれた２０２１年は、日本人の65歳以上の人口が全体の28・９％に。４人に１人以上が65歳以上という「高齢大国」になりました。「還暦を過ぎたらゆっくりと余生を過ごす」というのは過去の話で、エネルギッシュに働く人も増えて、見た目が若々しい人も多いです。

　２０２１年の日本人の平均寿命は、男性が81・47歳、女性が87・57歳。新型コロナウイルス感染症の影響で縮んだとはいえ、高い水準を誇っています。75歳の平均余命は男性が12・42年、女性が16・08年で、65歳はまだ人生のレースの途中にすぎないことがわかります。「人生１００年時代」は、もはや目前に迫っているのです。

一方で、65歳はがんや糖尿病、アルツハイマー病、骨粗しょう症など、さまざまな病気が身近になる年代でもあります。健康で自立した生活を送るためには、こうした病気にかからないことが大切ですが、そこで重要なのが日々の食事です。食生活の変化により、今は高齢者でも普通にジャンクフードを食べています。しかし、悪い習慣を続けていると、それが蓄積されて体に害をおよぼすことになります。それを避けるためにも、食べ方に気をつけるのが大事なのです。

本書では、具体的に何をどのように選び、調理し、食べたら病気を防げるのかを、脳、筋肉、血管、腎臓など、体の部位・臓器別に紹介しています。どこから読み始めても大丈夫なので、まずは健康長寿にいい習慣や食べ物が何なのかを知っていただけると幸いです。

白澤 卓二

目次

第3章 筋肉の老化や減少を防ぐ食べ方

第4章 血管の健康を守る食べ方

第5章 腎臓にやさしい食べ方

第6章 肝臓をいたわる食べ方

第7章 腸を整える食べ方

第8章 正しく痩せるための食べ方

第9章 肌の若さを保つ食べ方

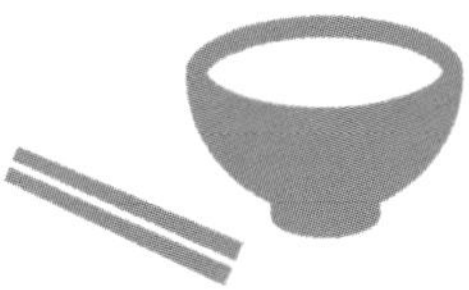

ビタミンＫ２を納豆から摂取して骨粗しょう症やパーキンソン病を予防

「健康長寿食の王様」ともいうべき納豆には、整腸作用や肥満抑制など、さまざまな健康作用があります。多様な栄養素が含まれていますが、とくに注目したいのがビタミンＫ２です。

ビタミンＫ２は、側鎖の長さによっていくつかの同族体があります。重要なのは「メナキノン－４（ＭＫ－４）」と「メナキノン－７（ＭＫ－７）」です。納豆に多く含まれているのはＭＫ－７で、血液中のカルシウムを骨まで届け、沈着させて骨を強くする働きがあります。そのため、骨がもろくなって骨折しやすくなる骨粗しょう症の予防が期待できます。ビタミンＫ１にも同じような働きがありますが、ビタミンＫ２は10倍の効果があるとされています。

ＭＫ－７が不足すると、吸収されたカルシウムが骨に運ばれにくくなります。すると動脈壁に沈着して動脈硬化を進行させたり、骨密度が低下して骨粗しょう症を引き起こすおそれがあります。ＭＫ－７はチーズやみそなどにも含ま

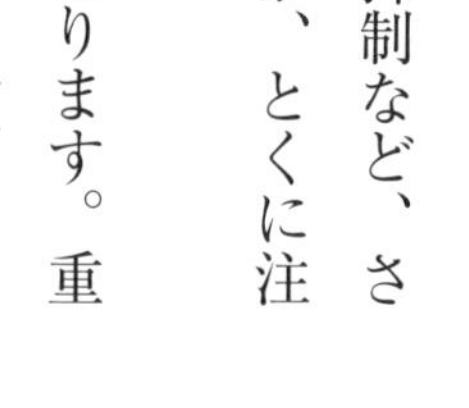

れていますが、納豆は飛び抜けて含有量が多いとされています。
また、最新の研究によって、ビタミンＫ２にパーキンソン病の予防効果がある可能性も示唆されています。パーキンソン病は手の震え、動作や歩行の困難などの運動障害を示す進行性神経変性疾患です。進行すると自力での歩行が難しくなり、寝たきりになる場合があります。

ほとんどのパーキンソン病の症例が孤発性で、神経変性の原因は不明です。しかし、中国科学院インテリジェントマシン研究所のジミン・セン博士らの研究チームによって、ビタミンＫ２に神経毒性を緩和する作用があることが明らかになっています。

大豆が発酵する際に微生物が作り出す「ナットウキナーゼ」という酵素にも、アルツハイマー病をブロックする効果が期待できます。カロリーやコレステロールも低いので、ふだんから常食するとよいです。

チーズを選ぶなら「ヤールスバーグチーズ」に

高齢期には骨粗しょう症から転倒、寝たきりで介護状態になるおそれがありますが、認知機能の低下でも寝たきりのリスクがあります。

認知機能の低下を防ぐには、骨を形成する骨芽細胞から分泌される「オステオカルシン」というタンパク質の血中濃度を上げ、脳の神経伝達物質の産生を高める必要があります。そのために役立つのが、オステオカルシンを活性化させる効果があるビタミンＫ２です。

ビタミンＫ２を含む食品には納豆やチーズなどがありますが、おすすめはノルウェー原産の「ヤールスバーグチーズ」です。スイスの代表的なチーズである「エメンタール」のような、プロピオン酸菌によるガス発酵で作られた穴がいくつもあります。プロピオン酸菌は乳酸菌に比べて知名度が低いですが、腸を整える作用などがあるとされています。

ノルウェーのヘルケー・エイナー・ルンドバーグ博士らの研究チームにより、

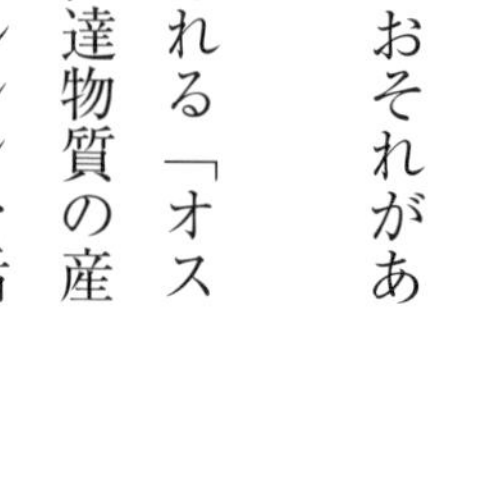

ヤールスバーグチーズを毎日摂取することで、血液中のビタミンＫ２、オステオカルシンの濃度が上昇することが確認されています。他にも、オステオカルシンにはインスリンの分泌を増やしたり、筋肉や脂肪細胞のインスリン感受性を高める効果があるので、チーズを選択するなら、ヤールスバーグチーズを選ぶとよいです。

チーズや納豆などの発酵食品は、健康長寿によい４つのメリットがあります。

1 栄養素が分解され、体内に吸収しやすくなる
2 食品が持つ栄養素を分解し、効能を高める
3 食品が本来持っていない新たな栄養素を作り出す
4 食品が持つ毒性を消す

発酵とは、細菌や酵母などの微生物が人間の体によい影響を与えることを言います。メリットが多いので、食事のメニューに発酵食品を取り入れることをおすすめします。

サバやマグロなどの青魚から抗酸化作用の高いセレンを摂ろう

水銀は鉄や金、銀と同じ金属の仲間で、医療用計測器やランプなどに使われていますが、毒性が強いという特徴もあります。外に排出された水銀を取り込んだ魚などの「海の生き物」を人間が食べると、水銀が人間の体内に取り込まれます。その結果、体にさまざまな悪影響をおよぼします。

こうした物質の毒性をやわらげる効果があるのが、ミネラルの一種である「セレン」です。非常に高い抗酸化作用があり、強い酸化作用がある活性酸素の働きを弱めてくれます。さらに、がんや動脈硬化の予防、アンチエイジング効果も期待できます。

日本成人病予防学会によると、１日摂取量の推奨量は成人男性で30～35μg、成人女性で25μg。上限は３５０～４５０μgとなっています。最近は錠剤やサプリメントでも補給できますが、過剰に取ると疲労感や焦燥感、頭痛、しびれ、末梢神経障害などが現れる場合があります。そのため、摂りすぎにも注

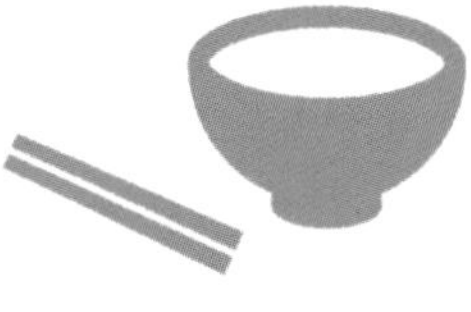

意が必要です。通常の食事をしていれば、セレンの過剰症や欠乏症を起こすことは基本的にありません。

セレンを多く含む食品には、サバやマグロなどの回遊魚があります。これらの魚は長い距離を回遊するので、水銀の濃度が高くなりがちです。しかし、セレンが体内に多く含まれているおかげで、水銀の毒性を無毒に近い状態にしています。他にも、セレンを多く含む食品にはネギ、ホタテ、アワビ、肉類などがあります。

サバやマグロなどの青魚には、認知症予防に役立つＥＰＡ（エイコサペンタエン酸）やＤＨＡ（ドコサヘキサエン酸）も多く含まれています。ＥＰＡやＤＨＡには血液をサラサラにしたり、悪玉コレステロールを減らして脳血栓や心筋梗塞、動脈硬化などを予防する効果もあるので、ぜひ日々の食卓に摂り入れたいところです。

認知症予防効果が高い「緑色地中海食」を食べよう

脳の病気や障害など、さまざまな原因により認知機能が低下し、日常生活全般に支障が出る状態を「認知症」と定義しています。脳が徐々に萎縮する神経変性疾患のアルツハイマー病が、全体の６割以上を占めています。次に頻度が高いのは、脳梗塞や脳出血、脳動脈硬化症などの脳血管障害に合併した脳血管性認知症です。

これまでの疫学検査から、地中海周辺の国々でよく食べられる食材を用いた「地中海食」に、認知症の予防効果があると報告されています。地中海食は２０１０年に世界無形文化遺産に登録された伝統料理で、オメガ３系脂肪酸が豊富な魚介類、フィトケミカルやポリフェノールを多く含む野菜や果物をふんだんに使っています。これが、アルツハイマー病の発症予防効果があると考察されています。また、地中海食でよく使われるオリーブオイルに含まれるオレイン酸には、動脈硬化の予防効果があって脳血管性認知症の予防

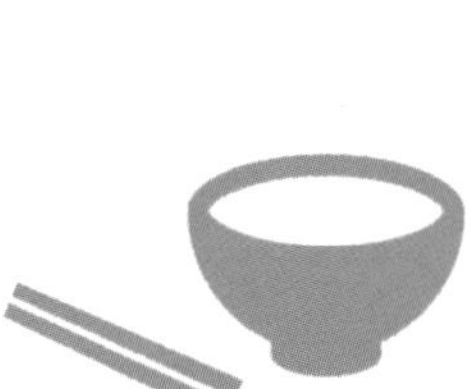

に役立つとされています。

そんな中で、イスラエルのネゲブ・ベングリオン大学のイリス・サイ博士らの研究チームが開発した「緑色地中海食」には、通常の地中海食よりも認知症予防効果が高いことがわかり話題になりました。野菜を多めにして、赤身肉を減らしてクルミを足した料理で、これに毎日３～４杯の緑茶と１日１杯のマンカイウキクサ青汁を追加したところ、さらに高い効果が得られました。

緑茶やマンカイウキクサ青汁には、さまざまな健康作用があるポリフェノールが多く含まれています。ポリフェノールは４０００種類以上あるといわれ、緑茶には抗酸化作用や抗がん作用があるカテキンが含まれています。ポリフェノールには、脳の記憶をつかさどる海馬という器官の神経細胞の炎症を抑制する効果もあります。これがアルツハイマー病などの認知症予防につながるのではないかと、サイ博士は推測しています。

日常生活が制限されない状態で生活できる健康寿命を延ばそう

健康寿命は「健康上の問題で日常生活が制限されることなく生活できる期間」と定義され、平均寿命と健康寿命の差は男性が約９年、女性が約12年あります。単に寿命を延ばすだけでなく、いかに健康に生活できる期間を延ばすかに、大きな関心が寄せられています。

大切なのは、自分のＱＯＬ（クオリティ・オブ・ライフ＝生活の質）を保つということです。食が大事だからといって、ストイックになりすぎるのは逆効果です。好きなものなら、体に支障が出ない範囲であれば食べてもいいと考えています。実際、私が経営している有料老人ホームに住んでいる方には、大好きなアイスクリームを食べているけれど、糖尿病が改善に向かったという事例があります。重要なことは「食べる喜び」を感じ続けることで、「食」によってストレスの軽減もできます。だからこそ、健康長寿をまっとうするために、「食」を軸に考えていきましょう。

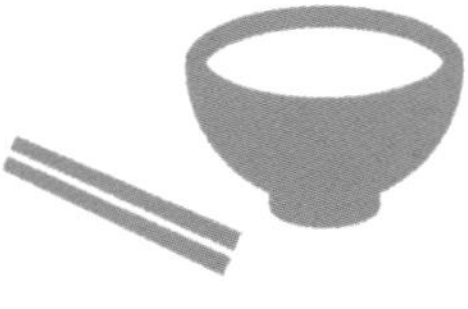

第1章

健康寿命を延ばす 11の食品

健康寿命を延ばすために
必要な栄養素とは

栄養素とは生き物が生活を維持し、成長・発育していく上で必要な物質です。栄養素が体内に入り、生命を維持するためのエネルギーや物質に変化し「栄養」となります。この栄養素をバランスよく摂ることで健康寿命を延ばすことができます。まず覚えておきたいのは3大栄養素である糖質・脂質・タンパク質です。糖質や脂質は体を動かすためのエネルギーに変わり、タンパク質は筋肉や臓器の材料になったり、ホルモンバランスを整えるなどのはたらきをします。この3大栄養素を助けるのがビタミンとミネラルです。ビタミンは3大栄養素の代謝を促します。骨や血液を作るのに欠かせないカルシウムや鉄はミネラルに含まれます。ここまでは5大栄養素と呼ばれ、必須栄養素とも呼ばれるものです。健康寿命を延ばすには必須栄養素に加えて、食物繊維とフィトケミカルも必要です。腸を活性化する食物繊維と、体の酸化を防ぐフィトケミカルが老化を抑えるはたらきをします。

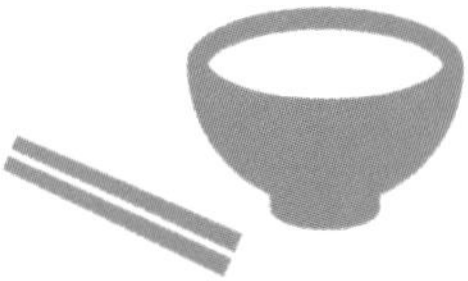

健康寿命を延ばす栄養素

7大栄養素

食物繊維

エネルギーとしてのはたらきはないが、便秘の解消を促す不溶性食物繊維と、コレステロール値を下げ、血糖値の上昇を抑える水溶性食物繊維がある。

フィトケミカル

抗酸化作用や免疫力を高めるといわれている。リコピン、ポリフェノール、カテキンなど。野菜や果物に含まれる。

5大栄養素

ビタミン

ぜんぶで13種類あり、血管や皮膚の健康を維持するはたらきを持つ。脂溶性と水溶性に分類され、水溶性は過剰摂取すると体内から排出されるため継続的に摂取する必要がある。

ミネラル

カルシウム、鉄、亜鉛、ナトリウムなど骨や血をつくるのに欠かせないはたらきを持つ。味覚や嗅覚を正常に保ち、臓器の代謝を促す役割もある。

3大栄養素

糖質

ブドウ糖に分解され、血液中で血糖になり、細胞のエネルギー源となる。脳を活性化するはたらきを持つ。

脂質

体を動かすエネルギー源になる。体脂肪として体温を維持するはたらきや臓器を保護する。飽和脂肪酸と不飽和脂肪酸に分類され、EPAやDHAは不飽和脂肪酸に含まれる。

タンパク質

アミノ酸によって構成されている栄養素。筋肉や臓器をつくる材料となる。また、神経伝達物質を合成するはたらきや、免疫機能を高めるはたらきを持つ。

海藻・
天然塩

体内で合成できない ミネラルの補給源

人の体を構成するために必要な元素のうち、４％はミネラルで構成されています。必須ミネラルは体内では合成できず食事から摂る必要のある栄養素で、多量ミネラル７種類と微量ミネラル９種類に分類されます。多量ミネラルには骨や歯をつくるカルシウムやマグネシウムなどがあります。微量ミネラルには血液の成分として欠かせない鉄や、味覚を整える亜鉛などが含まれます。必須ミネラルは不足すると欠乏症などを引き起こすため、不足に気を付けましょう。海藻や天然塩には複数のミネラルが含まれています。天然塩のもとである海水には、ナトリウムやマグネシウム、カリウムが豊富に含まれています。天然塩の摂取目安は１日５ｇです。精製塩には、ナトリウムしか含まれていないので注意が必要です。海藻にはカリウムやマグネシウムのほかに、カルシウムやリン、鉄を含んだものが多くあります。海藻によって含有量がちがうため、昆布やワカメなどバランスを工夫して摂取しましょう。

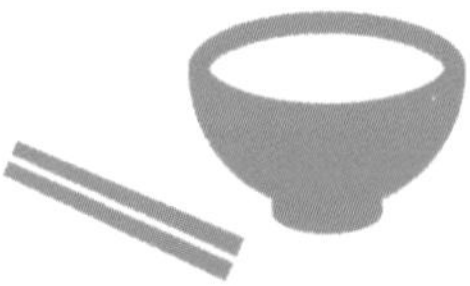

海藻の３つの種類

緑藻類

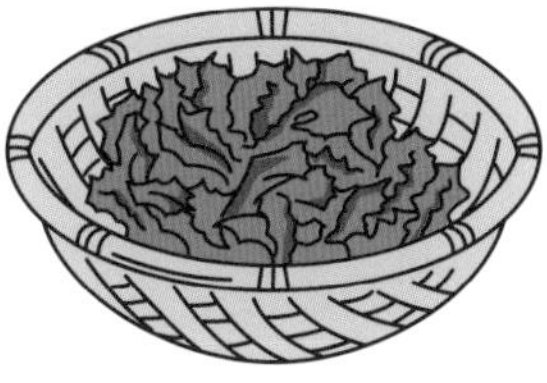

浅瀬に生息する海藻。アオサやアオノリなど。アオサにはナトリウム、カリウム、マグネシウムといったミネラルが豊富にある。アオノリには鉄も多く含まれている。

褐藻類

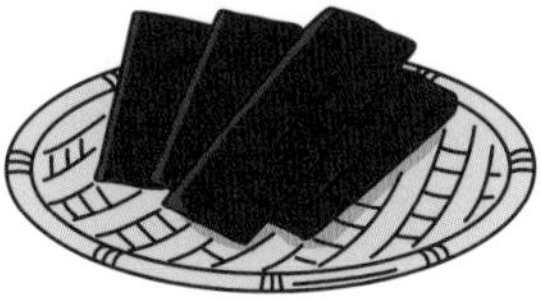

緑藻類よりも深い位置に生息する海藻。昆布、ワカメ、ヒジキなど。カルシウムやカリウムを多く含む。褐藻類の特徴であるぬめりは「フコイダン」と呼ばれる水溶性食物繊維。

紅藻類

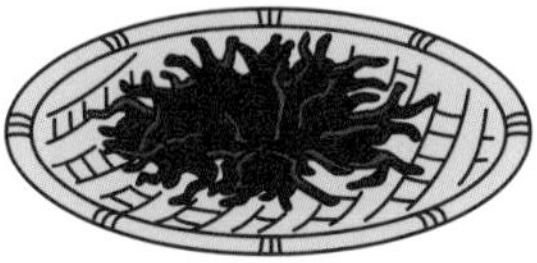

最も深い場所に生息する海藻。ところてんや寒天のもとになるテングサやフノリなど。カルシウムや鉄などを含んだものが多い。

主要ミネラルのはたらき

カリウム

体内の余分なナトリウムを排出し、血圧を下げる。カリウムは水に溶ける性質のためゆでるときは汁ごといただく。

ナトリウム

カリウムとともに、体内の水分を一定に保つ。摂り過ぎるとむくみや高血圧などの原因になる。

リン

カルシウムとともに骨や歯を形成するはたらきを持つ。多くの食材に含まれるため摂り過ぎに注意。

マグネシウム

カルシウムとともに骨や歯の材料になるほか、血液中のカルシウムの量を調整する。筋肉の収縮を促すはたらきを持つ。

カルシウム

99%が骨や歯になり、残りは血液などになる。ビタミンDとともに食べるとカルシウムの吸収率が上がる。

イオウ

タンパク質やアミノ酸の構成を促す。不足するとシミや抜け毛の原因になり、体内の解毒に不調が生じる。

塩素

主に塩から摂取する。胃液に存在しタンパク質の消化を助ける。過剰摂取に注意。

きのこ類

食物繊維を豊富に含み β-グルカンが免疫細胞を助ける

長く健康を保つためには、必須栄養素だけでは足りません。健康寿命を延ばすために必要な「第6の栄養素」が食物繊維です。食物繊維は水に溶ける水溶性食物繊維と水に溶けない不溶性食物繊維に分類されます。水溶性食物繊維はゼリー状になり、コレステロールなどの有害物質を包み込んで体外へ排出します。不溶性食物繊維は水分を吸収して腸内でふくらみ、腸を刺激して排便を促します。この両方の食物繊維を持つ食材として代表されるのがきのこ類です。きのこ類の持つ不溶性食物繊維の中にはβ-グルカンがあります。β-グルカンは胃腸で消化吸収されず、体内の免疫細胞であるナチュラルキラー（NK）細胞やマクロファージを活性化させ、ガン細胞を攻撃するはたらきをします。腸内環境を整えることは、大腸ガンの予防にもなります。ガンの予防のためにも、水溶性食物繊維、不溶性食物繊維が両方含まれたきのこ類を摂り入れましょう。

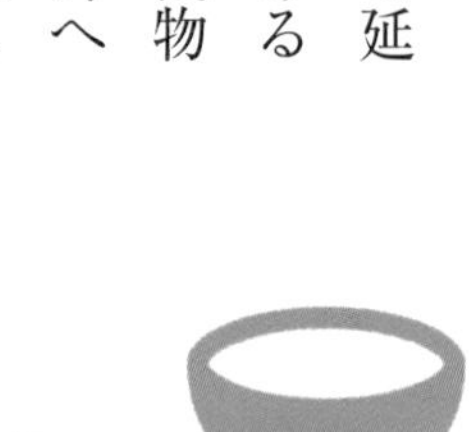

100gあたりのβ-グルカン含有量

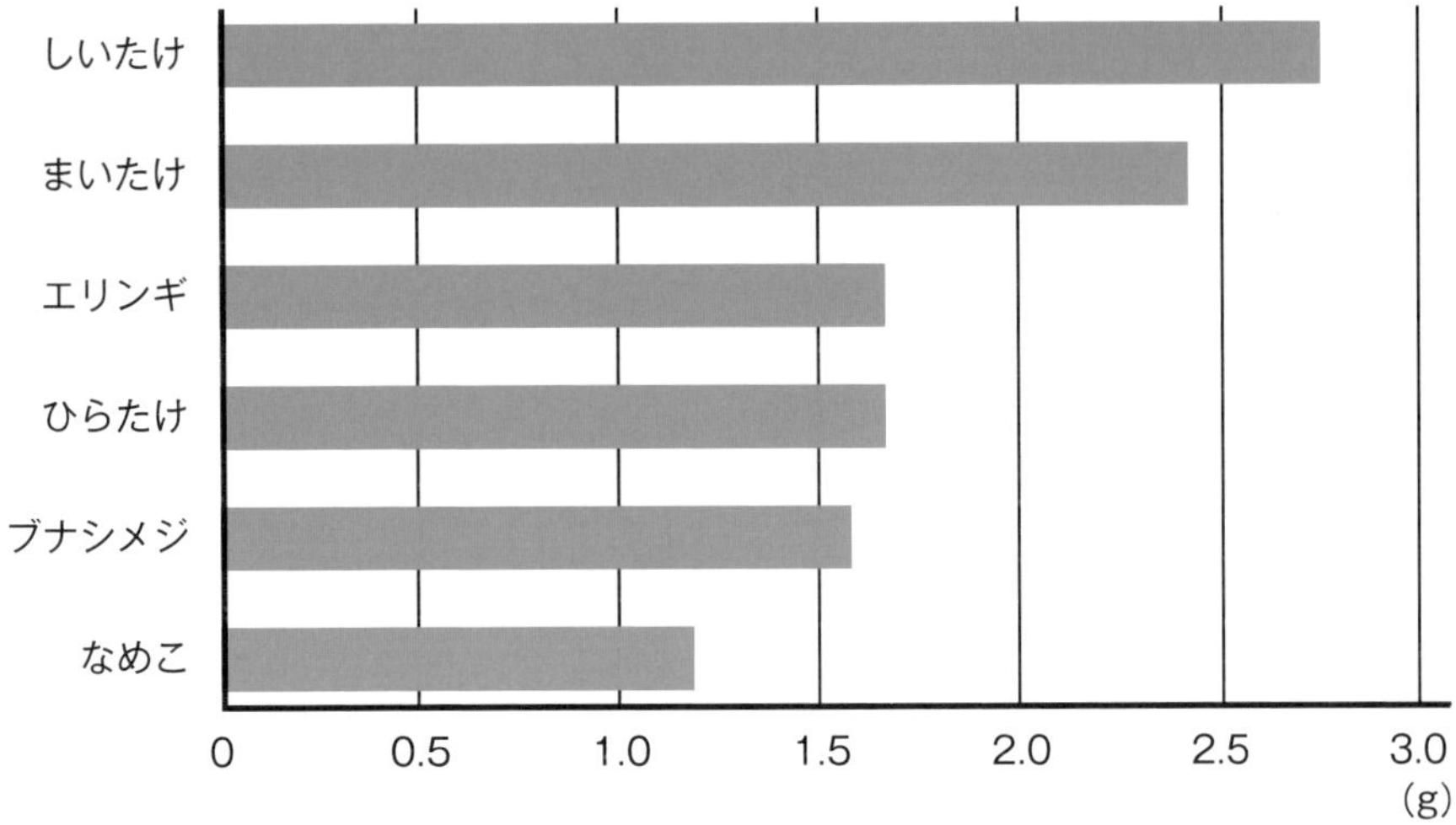

β-グルカンの役割

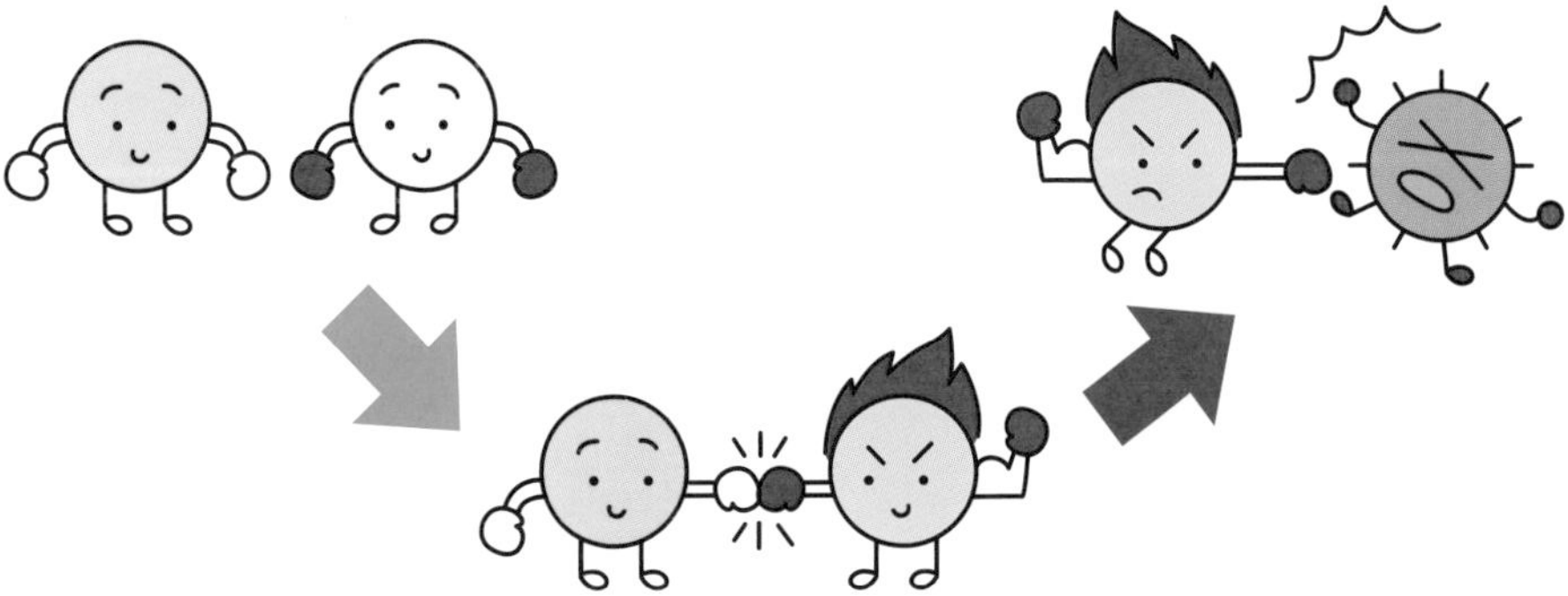

きのこ類に含まれるβ-グルカンという不溶性食物繊維がナチュラルキラー細胞（NK細胞）やマクロファージを活性化させる。しいたけやまいたけなどに含まれている。NK細胞はウイルスに感染した細胞やがん細胞を攻撃してくれる重要な免疫細胞のひとつ。

果物

ビタミンCと水溶性ビタミンを意識しよう

５大栄養素のひとつ、ビタミンもミネラル同様食べ物から摂る必要がある栄養素です。ビタミンは３大栄養素の代謝や吸収を促すはたらきをし、脂溶性ビタミンと水溶性ビタミンに分類されます。油に溶ける脂溶性ビタミンは、摂り過ぎると体内に蓄積され過剰症を引き起こすことがあります。水溶性ビタミンは過剰摂取しても尿として排出されるため、継続して摂る必要がある栄養素です。脂溶性ビタミンやビタミンＢ群は普通の食べ方なら不足することはありません。ビタミンＣは一部の野菜やイモ類、果物など食材が限定されるため、果物をあまり食べない人は意識して摂りたい栄養素です。皮膚や骨などに含まれるコラーゲンを合成するはたらきがあり、皮膚や粘膜を保護し、体の内側から酸化を防ぎます。ビタミンＣはビタミンＡ、Ｅとともに「抗酸化ビタミン」と呼ばれています。いずれのビタミンも不足することなく摂ることが大切です。果物はジュースにして飲むなど工夫してみましょう。

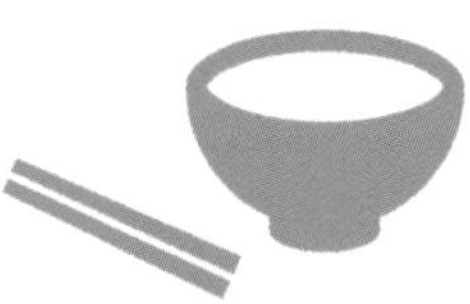

ビタミンCの栄養成分表

食品の栄養成分表（100gあたり）

食品名	ビタミンC
赤ピーマン	170mg
黄ピーマン	150mg
ブロッコリー	120mg
キウイフルーツ（黄）	140mg
菜の花	110mg
キウイフルーツ（緑）	69mg
イチゴ	62mg
ネーブル	60mg
レモン果汁	50mg
キャベツ	41mg
ジャガイモ	35mg
サツマイモ	29mg

脂溶性ビタミンや水溶性のビタミンB群には主菜や副菜に使われる食材が多い。

ビタミンCは一部の野菜やいも類、果物など限定的。果物だと多くの食材にビタミンCが含まれているため、果物を摂る習慣をつけてビタミンCの摂取不足を防ごう。

鶏卵

必須アミノ酸をすべて含んだ良質なタンパク質

３大栄養素のひとつ、タンパク質は、20種類のアミノ酸で構成されています。食材から摂り入れられたタンパク質はアミノ酸に分解され、その後再びタンパク質になり、筋肉や内臓などを構成する成分になります。アミノ酸は体内で合成できる非必須アミノ酸と、食べ物からしか摂ることができない必須アミノ酸があります。必須アミノ酸は、９種類あります。この９種類すべてをバランスよく摂らなければタンパク質の合成ができず、筋肉量が減り基礎代謝が下がり、免疫力の低下につながります。バランスよく摂るための指針となるのが「アミノ酸スコア」と呼ばれるものです。アミノ酸スコアが１００を示すものは必須アミノ酸のバランスが取れている食材です。肉や魚、卵、乳製品はこのアミノ酸スコアが１００を満たす食材です。さらに卵にはビタミンＡ、Ｅ、Ｄ、ビタミンＢ群のほか、鉄や亜鉛といったミネラルも多く含んだ完全栄養食です。

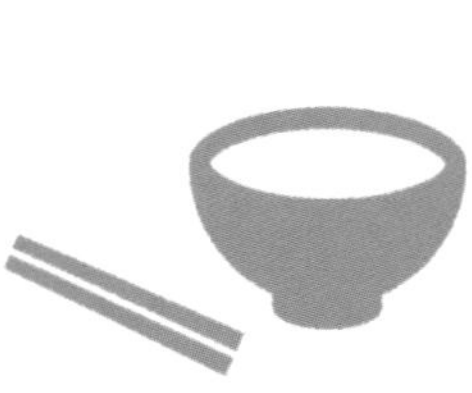

卵に含まれる必須アミノ酸

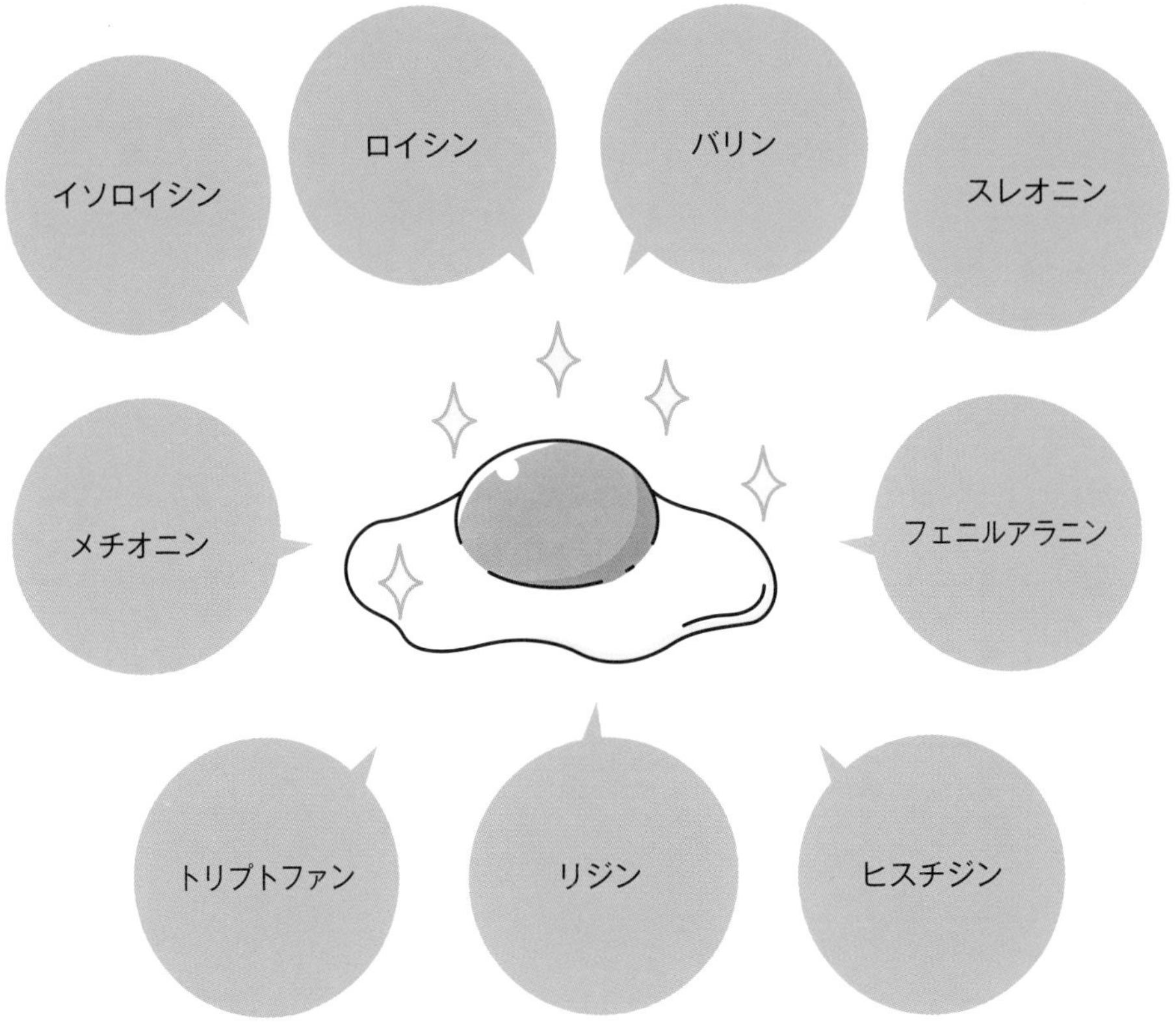

免疫の味方・卵

卵は必須アミノ酸9種類がすべて含まれている。むかしから滋養によいとされ、食欲がないときや風邪をひいたときなど、免疫力をあげるために卵スープや卵雑炊を食べることがよいとされていた。加熱や生食など様々な調理法で食べられるため、1日1食手軽にメニューに取り入れてみよう。

穀物・イモ類

主食となる炭水化物は食べ過ぎに注意

生命維持に必要な3大栄養素に数えられる糖質は、果物や砂糖のほか、炭水化物の一部でもあります。体内に吸収されるとすぐブドウ糖に変わります。ブドウ糖は血液に取り込まれると「血糖」になります。インスリンが分泌され、体や脳を動かすための細胞のエネルギー源としてはたらきます。糖質を過剰摂取すると、体内で余ったブドウ糖は脂肪になり、タンパク質と結合しやすくなりＡＧＥｓ（最終糖化産物）という物質に変化します。ＡＧＥｓは老化物質とも呼ばれ、肥満のほか、糖尿病や認知症を引き起こす原因となります。糖尿病になるとインスリンの分泌が足りず、血糖値の上昇が防げなくなります。血糖値のバランスが崩れると脳に一定量のブドウ糖を届けることが難しくなり、脳の機能が低下してしまうのです。現代人は活動量に比べて糖質を摂り過ぎる傾向にあるので、過剰摂取には気を付けて適切な量の糖質を摂りましょう。

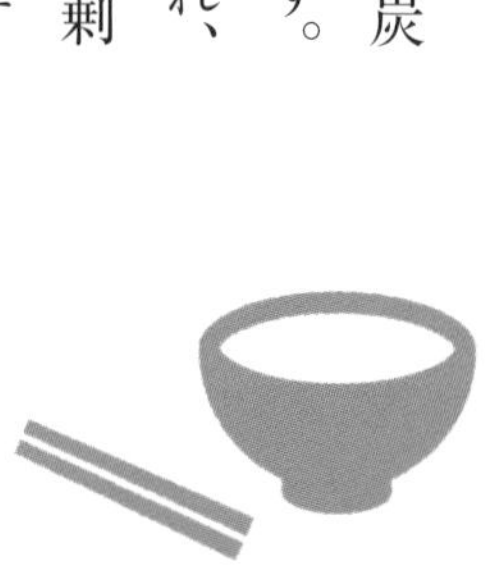

糖質は炭水化物の一部

炭水化物とは、糖質と食物繊維をあわせた成分。糖質はエネルギーとなり、食物繊維は人間の消化酵素では消化されないため、ほとんどがエネルギーとなりません。糖質には1gあたり約4kcalのエネルギーがあり、食物繊維にはカロリーがないため、食品に含まれる糖質に由来するカロリーと炭水化物に由来するカロリーは、ほぼ同等であると考えられています。

食品に含まれる炭水化物の量

食品	量	炭水化物（g）	エネルギー（kcal）
ごはん	茶碗1杯（150g）	55.7	234
食パン	6枚切り1枚（60g）	27.8	149
うどん	生めん1玉（150g）	85.2	374
中華めん	生めん1玉（120g）	66.8	299
スパゲティ	乾めん1人分（100g）	73.1	347

※日本食品標準成分表2020年版を参考に作成

野菜

１日３５０gの野菜でフィトケミカルを摂取する

健康寿命を延ばすためには、活性酸素を抑えて体の酸化を防ぐ必要があります。酸化が進むと、老化や病気を進行させる原因になるからです。体内にはＳＯＤ（スーパーオキシドディスムターゼ）と呼ばれる活性酸素を分解する酵素がありますが、加齢とともに減少するため、食事から補うことが重要です。抗酸化作用のある栄養素といえばビタミンがありますが、もうひとつ、注目されているのがフィトケミカルです。野菜や果物が育つあいだ、虫などの外敵から身を守るために生み出された成分で、緑茶のカテキンや玉ねぎの硫化アリル、ブルーベリーのアントシアニンなどがあります。それぞれはたらきが異なるため、幅広く摂取したい栄養素です。フィトケミカルは１日３５０g以上、１食あたり約１２０g摂るのがいいとされています。野菜と果物、多くの種類を意識して積極的に摂りましょう。

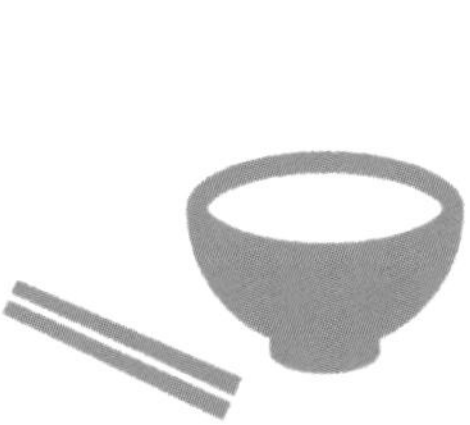

1日350gの野菜でフィトケミカルを摂る

アントシアニン　ブルーベリー・ナス・赤しそなど

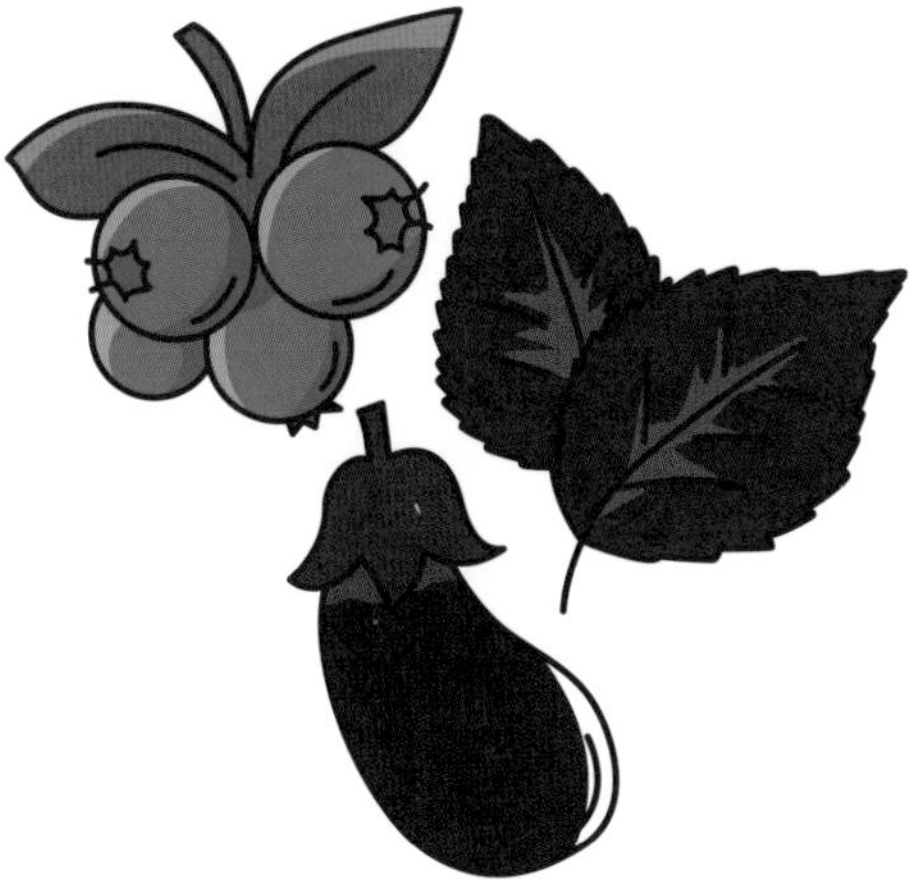

紫色の色素を持つポリフェノールのひとつ。植物が紫外線から守るために生み出された色素。

β-カロテン　にんじん・かぼちゃ・ほうれん草など

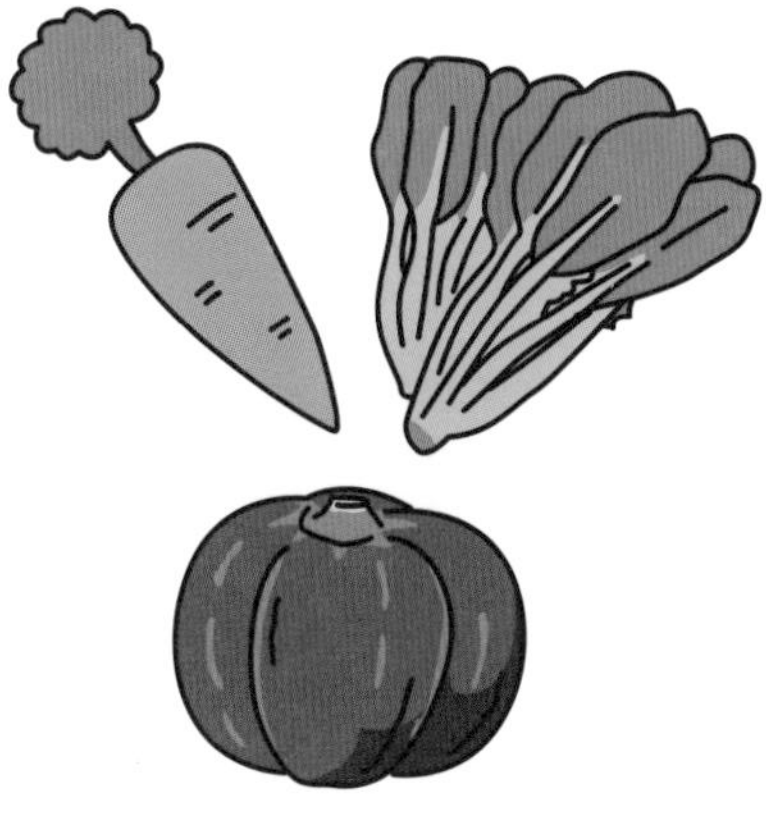

緑黄色野菜に多く含まれている。体内でプロビタミンAに変わる。1日120gが適量とされる。

アリシン　にんにく・たまねぎ・にらなど

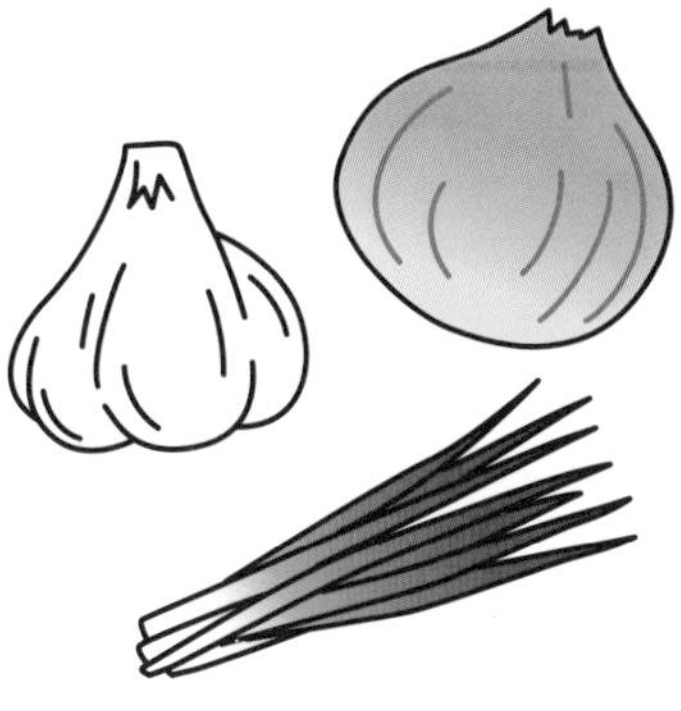

食材を調理することで発生する香成分。抗酸化作用があり食材ごとに独特のにおいを放つ。

豆類・種実類

5大栄養素がバランスよく摂れる

豆類は、5大栄養素である糖質、脂質、タンパク質、ビタミン、ミネラルがバランスよく含まれている食材です。さらに、食物繊維、フィトケミカルに含まれるポリフェノールやサポニンも含まれているので7大栄養素を網羅しています。大豆は、納豆やきなこ、豆腐などさまざまな加工品があります。納豆になることでビタミンKが増加するなど、加工品によって栄養成分が異なるため、さまざまな加工品を摂取しましょう。アーモンドやくるみ、ごまなどの種実類は脂質を多く含みますが、不飽和脂肪酸や食物繊維、カルシウムやマグネシウムといったミネラル、フラボノイドなどのフィトケミカルも豊富にあるため、動脈硬化や高血圧を防ぐ効果が期待されています。種実類はあまり食卓に出ない食材ですが、なるべく意識して積極的に摂り、バランスのよい食事を心がけましょう。

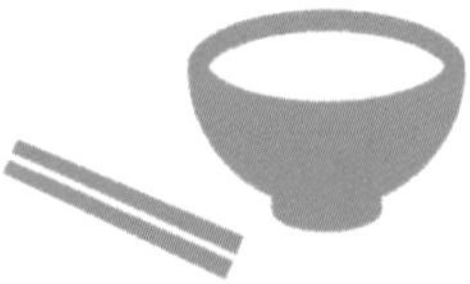

大豆食品で認知症予防

大豆食品はおかずや間食にも活躍する

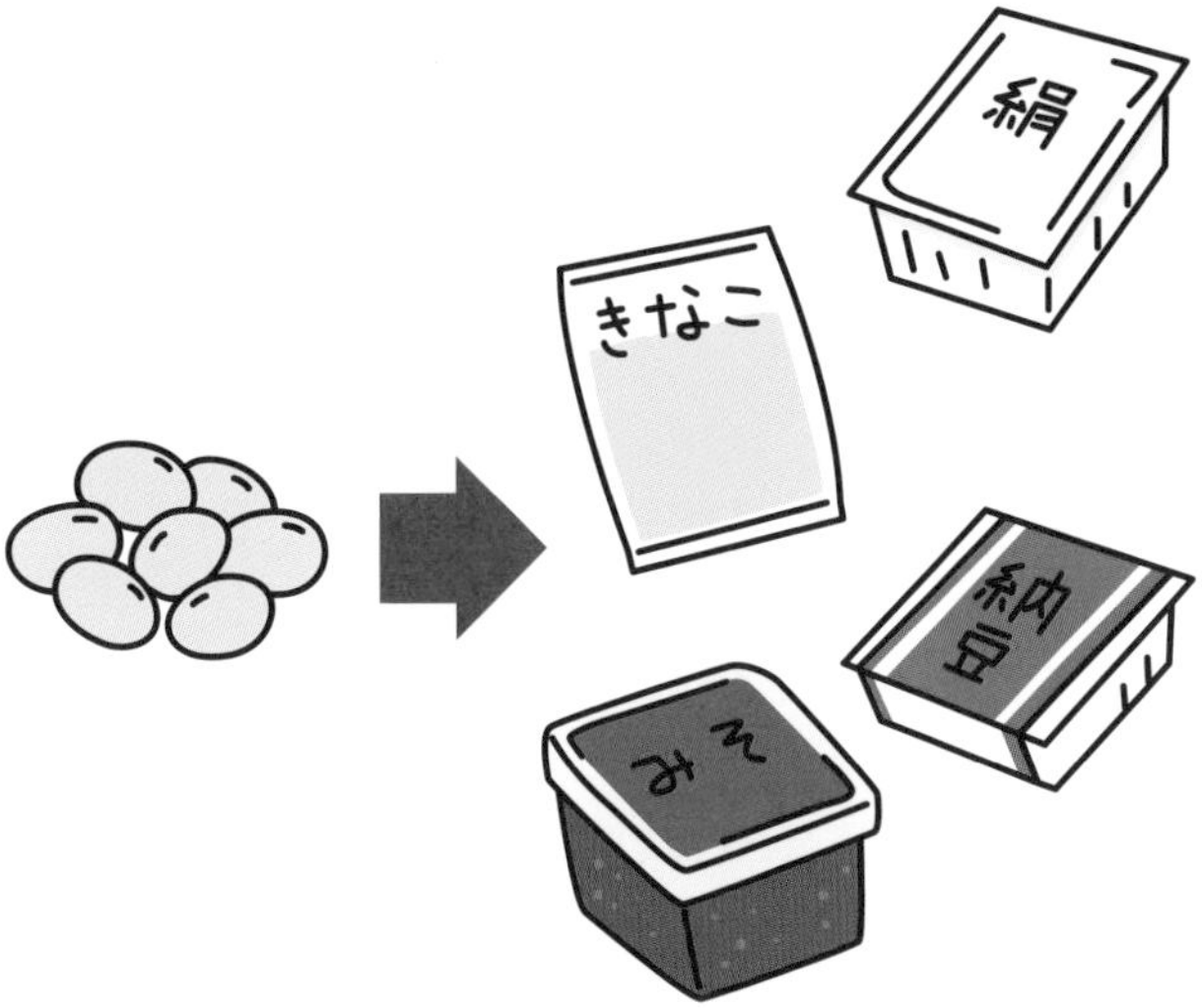

**大豆はさまざまな食品に加工されているので
味に変化をつけて飽きない工夫を。**

大豆はきなこ、納豆、味噌、豆腐、いり豆などさまざまな加工品が出ている。また、大豆だけではなく金時豆、そら豆、エンドウマメなど豆類は手に入りやすい食材のため、色とりどりの豆を食事に取り入れて工夫しよう。一品のおかずとしてではなく、サラダに入れたり、炒め物に入れる、スープに入れるなどほかの食材を合わせて食べることで栄養の吸収率が上がることがある。

肉

良質なタンパク質とトリプトファンを効率よく摂取

60代が半ばに近づくと、定年退職や身近な人の死別など、急な生活の変化に戸惑い、うつ病になる人が増えてきます。うつ病になると気力が衰え、免疫力も低下していきます。うつ病の原因のひとつと言われているのがセロトニンの不足です。セロトニンの別名は「ハッピーホルモン」。セロトニンはノルアドレナリンやドーパミンとともに「3大神経伝達物質」と呼ばれ、自律神経を整えるはたらきをします。うつ病の改善には、脳内のセロトニンを増やすはたらきを持つアミノ酸、トリプトファンを摂りましょう。必須アミノ酸であるトリプトファンは体内で合成できないため食事から摂る必要があります。鶏肉、豚肉、牛肉にはトリプトファンが多く含まれています。トリプトファンはセロトニンに変化し、夜になると睡眠へと導くメラトニンに変化します。良質な睡眠は、脳細胞を休ませてくれるので、うつ病を防ぐほか、認知症など脳の老化を遅らせる効果も期待できます。

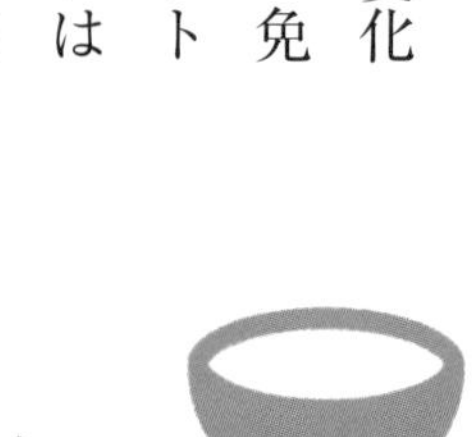

ハッピーホルモンで快眠生活を手に入れる

朝・昼

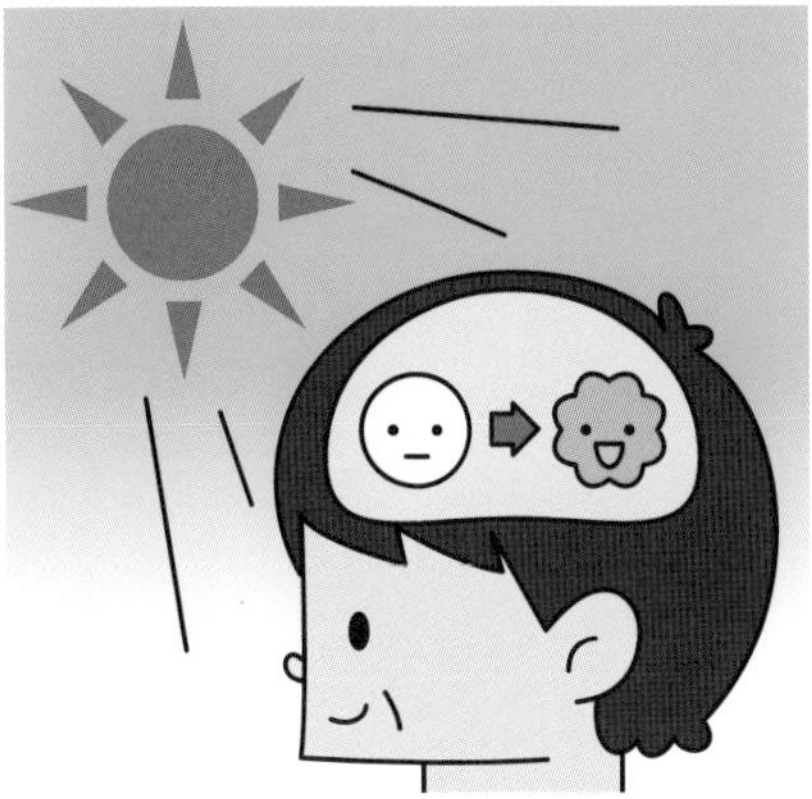

太陽の光を感じるとトリプトファンはセロトニンに変化していく。朝に太陽を浴びないとセロトニンに変化できず、自律神経が乱れる原因になる。

夜

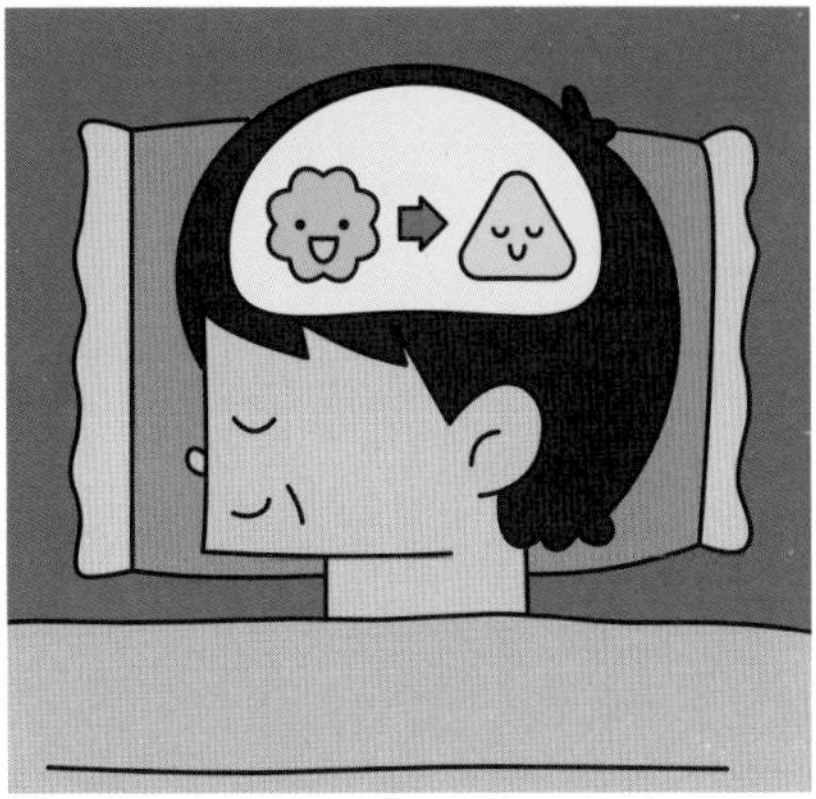

朝太陽を浴びると十数時間後にセロトニンがメラトニンに変化して分泌される。分泌時に体温が低下するため眠くなる。

3大神経伝達物質のバランスが良質な睡眠を促す

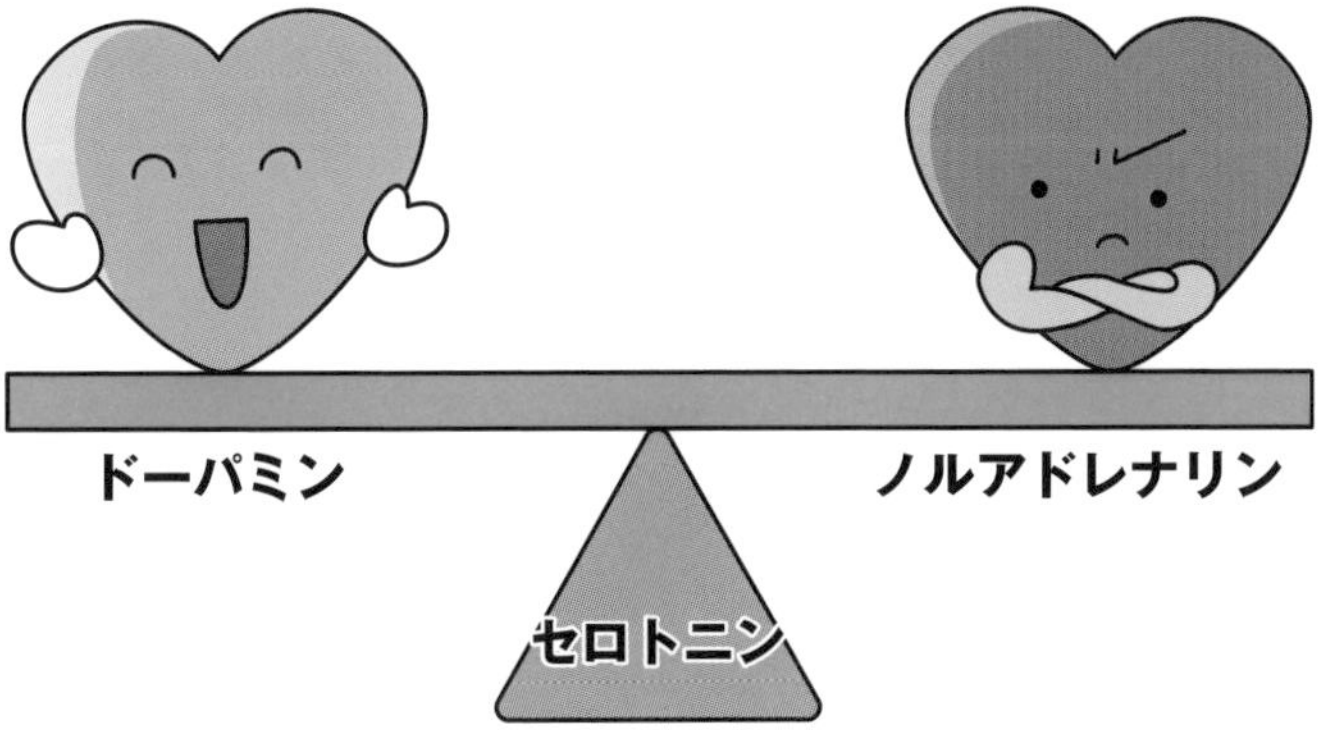

感情を司る3つの神経伝達物質、ドーパミン、ノルアドレナリン、セロトニン。運動機能を司るドーパミンと判断力を司るノルアドレナリン、それを調整するセロトニンのバランスが崩れると、自律神経が乱れて精神が不安定になったり不眠の原因になる。

魚

魚油の不飽和脂肪酸で血液をきれいに

糖質、タンパク質に並んで３大栄養素として挙げられるのが脂質です。常温では液状で植物や魚の油に多く含まれるものを不飽和脂肪酸と呼び、常温で固まる動物性の脂肪に多く含まれるものを飽和脂肪酸と呼びます。不飽和脂肪酸はさらに一価不飽和脂肪酸と多価不飽和脂肪酸に分類されます。多価不飽和脂肪酸は体内で合成することができないため、必須脂肪酸といわれます。必須脂肪酸はオメガ６系とオメガ３系に分かれ、オメガ６系はリノール酸、オメガ３系はα－リノレン酸、ＥＰＡ、ＤＨＡに変わります。ＥＰＡは血中のコレステロールや中性脂肪を低下させるはたらきがあり、動脈硬化の予防に効果があります。オメガ３系が多く含まれているのはサバやイワシなどの青魚です。青魚にはマグネシウムも多く含まれています。血管壁にカルシウムが沈着するのを防ぐので、オメガ３系とともに、血液の流れをスムーズにするはたらきをします。

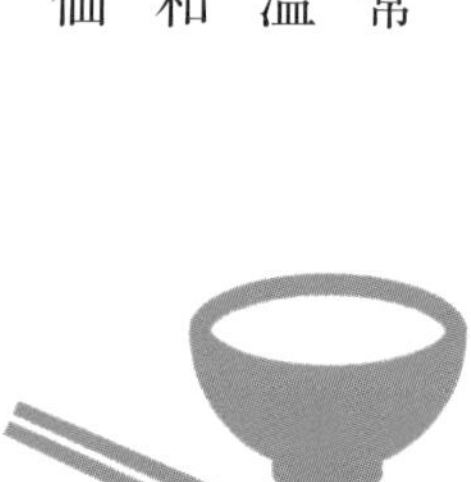

血液をサラサラにする油

青魚に含まれる必須脂肪酸、EPAは血液をサラサラにする効果がある。糖質の摂り過ぎなどで膨らんでしまった血管プラークに入り込み、プラークのかさを減らすはたらきをする。魚の油はグリルなどで焼くと下に落ちてしまうため、アルミで包む、フライパンで調理するなど工夫して食べよう。

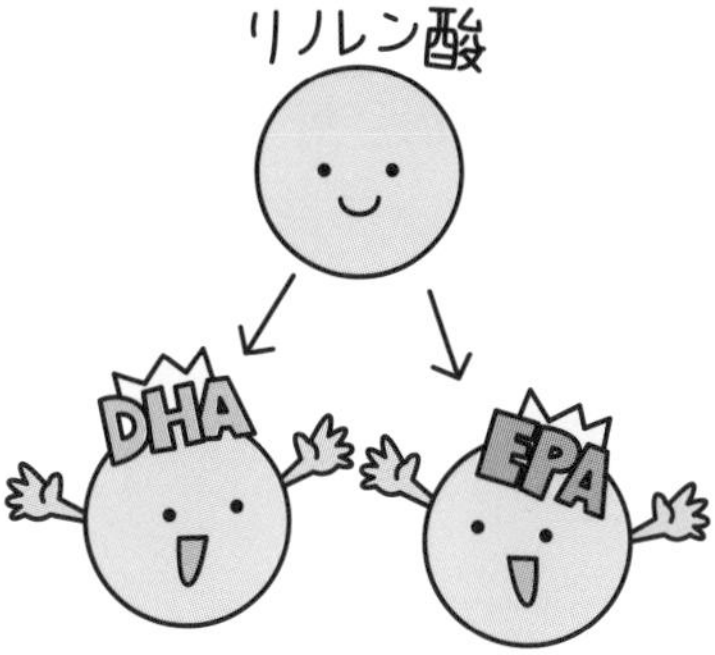

DHAは脳の情報伝達機能にはたらきかける役割も持つ
生で食べても加熱して食べても失われない栄養素

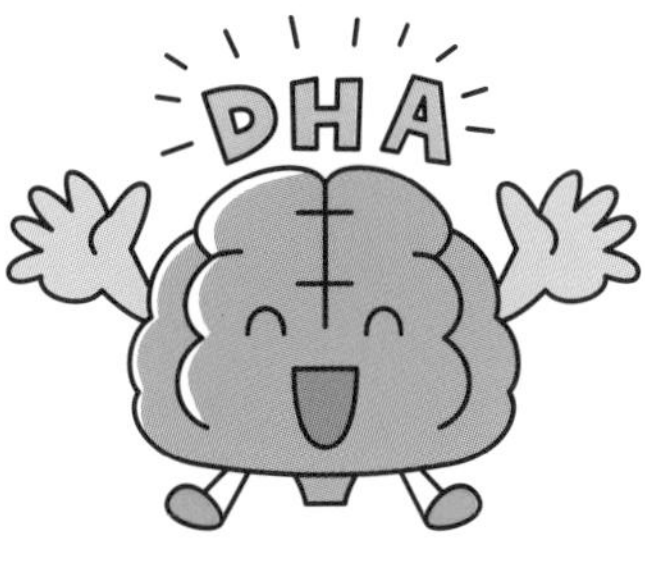

DHAは神経細胞の細胞膜に取り込まれ、神経の働きをよくする

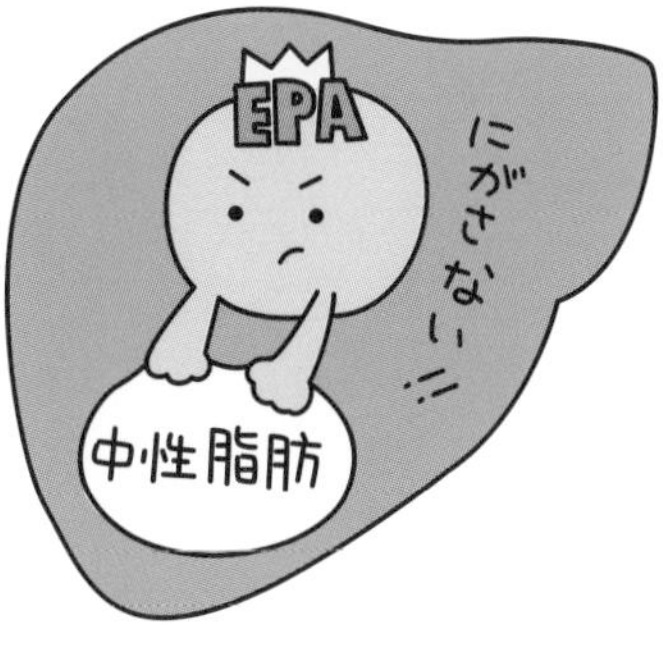

EPAは血中のコレステロールや中性脂肪を低下させる働きがあり、血栓を予防する効果や動脈硬化の予防効果がある

チーズ・乳製品

骨や歯を形成するカルシウムで骨密度アップ

加齢とともに減少していくのが骨密度です。体内がカルシウム不足に陥り、骨からカルシウムが血液に溶け出してしまうためです。女性の場合は女性ホルモンが減少するため、骨粗しょう症になりやすいというリスクがあります。骨密度を上げるため、食事からカルシウムを摂りましょう。カルシウムは男性だと１日約７４０㎎、女性は１日約６７０㎎必要とされています。野菜や魚のほか、カルシウムが豊富に含まれているのは乳製品です。牛乳には、カルシウムのほかにカリウム、リンといったミネラルが含まれています。牛乳やチーズに含まれるカゼインホスホペプチドという成分もカルシウムの吸収を高める役割を持っているので、骨粗しょう症を防ぐのに効果的です。骨を丈夫にするためには、カルシウムの吸収を効率的に上げるビタミンＤやビタミンＫも摂り入れることが大切です。ビタミンＫは納豆、ビタミンＤは日光浴などで摂り入れることができます。

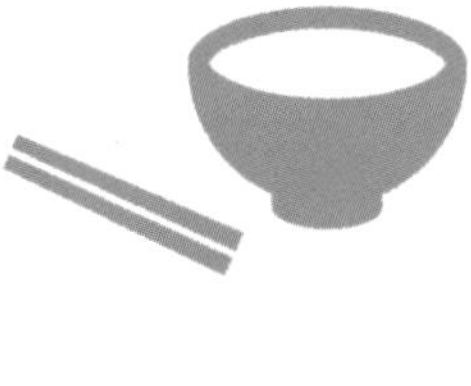

カルシウムを摂って骨密度を上げる

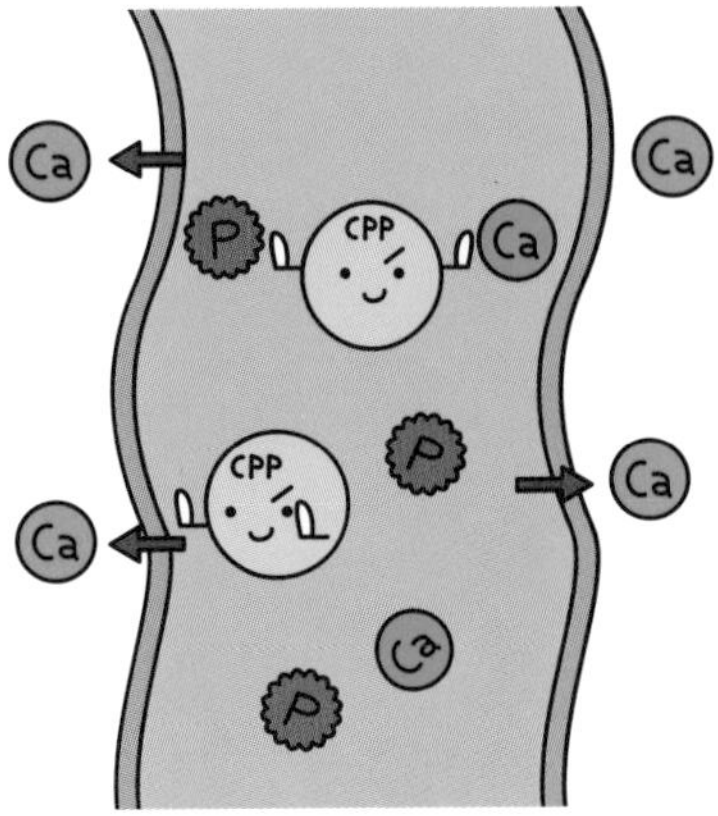

カルシウムの吸収を高めるCPP

カゼインホスホペプチドがカルシウムを吸収し、リンとの結合を防ぐ。リンと結合するとカルシウムが溶けだしてしまい骨粗しょう症などの原因になる。

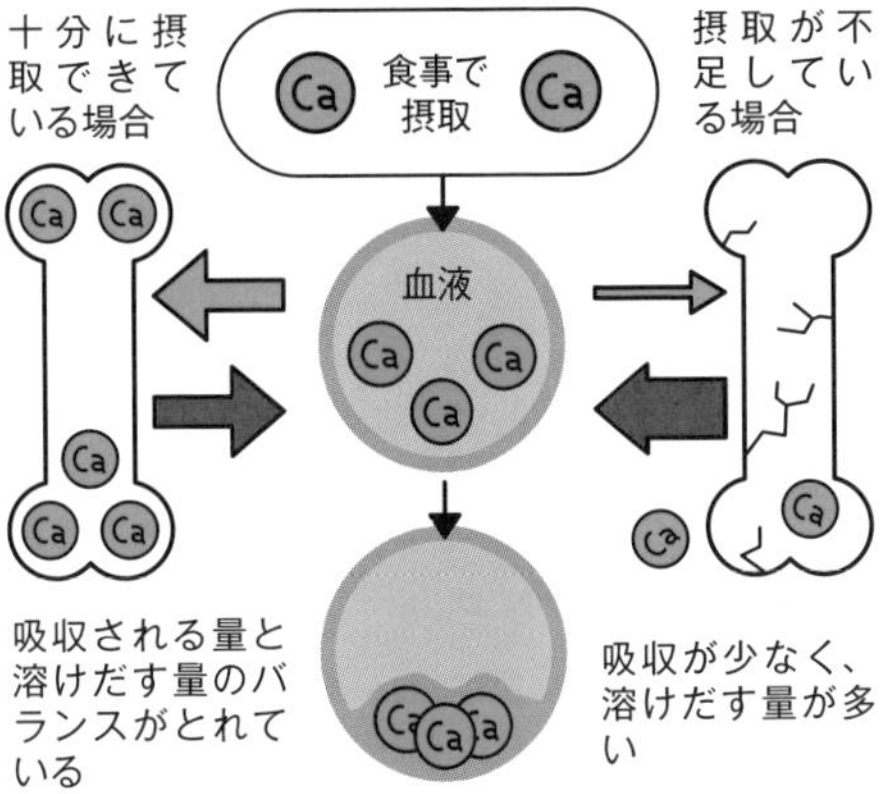

カルシウムはバランス良く摂る

・十分に摂取できている場合

吸収される量と溶けだす量のバランスがとれている

・摂取が不足している場合

吸収がすくなく、溶けだす量が多い血液に溶け出したカルシウムが血管に沈着すると動脈硬化の原因になる。

カルシウムを骨に運ぶのを助けるビタミンK

食品名	可食部100g当たりの成分量	食品の目安重量	
	ビタミンK（μg）	単位	重量
あまのり	2600	1枚	2g
パセリ	850	1枝	15g
ひきわり納豆	850	1パック	30～50g

ココナッツオイル

大さじ2杯のココナッツオイルでケトン体をつくる

介護に依存せず、自立した生活を送るためにも認知症予防は大切です。ココナッツオイルにはアンチエイジング効果のあるビタミンE、抗菌作用を持つラウリン酸、体に蓄積されにくい中鎖脂肪酸が含まれています。なかでも成分の約60％を占める中鎖脂肪酸は、分解されると一部が「ケトン体」という物質に変化します。ケトン体はアルツハイマー型認知症でブドウ糖を吸収できなくなり、ガス欠状態になった脳に代わりのエネルギーとして利用され、認知機能の改善に効果があると言われています。ケトン体のもとになる中鎖脂肪酸は吸収が早く、エネルギーになりやすい性質があるため、1日に1回、20ｇの摂取を目標にしましょう。目安としては、ココナッツオイル約大さじ2杯になります。糖質と一緒に摂取するとケトン体は作られにくくなるため、普段から甘いものなどは控え、起床後の空腹時にコーヒーなどに混ぜて飲むとよいでしょう。

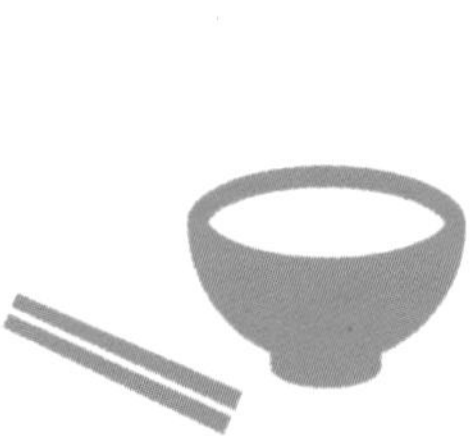

第2章

脳の老化を防止する食べ方

認知症と食事の関係

認知症は、脳がダメージを受けることで引き起こされます。認知症全体の8割を占めるのが「アルツハイマー型認知症」と「脳血管性認知症」です。アルツハイマー型認知症は、運動不足や喫煙、高血圧や肥満、糖尿病などが危険因子といわれています。脳血管性は脳梗塞や脳卒中により起こります。いずれの場合も生活習慣を改善することが重要です。

食生活では「過食しない」、「摂食し過ぎない」ことが大切、たとえば、カロリーを控えるため朝食を抜くと、必要な量のブドウ糖が脳に届きません。栄養不足になった脳は思考力が低下し、老化が進む原因になります。空腹が続いたからとお昼にたくさん食べ過ぎると血糖値が上昇し、インスリンが過剰に分泌されます。血糖値の急な上昇や降下が続くとインスリンの分泌がうまくできず、結果糖尿病を早めることに。朝食は、血糖値が上がりにくい冷えた炭水化物を摂る、野菜や果物ジュースを飲むなどして、しっかり食べましょう。

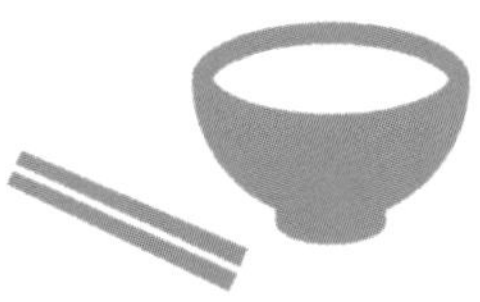

もの忘れ？認知症？今の自分をチェック

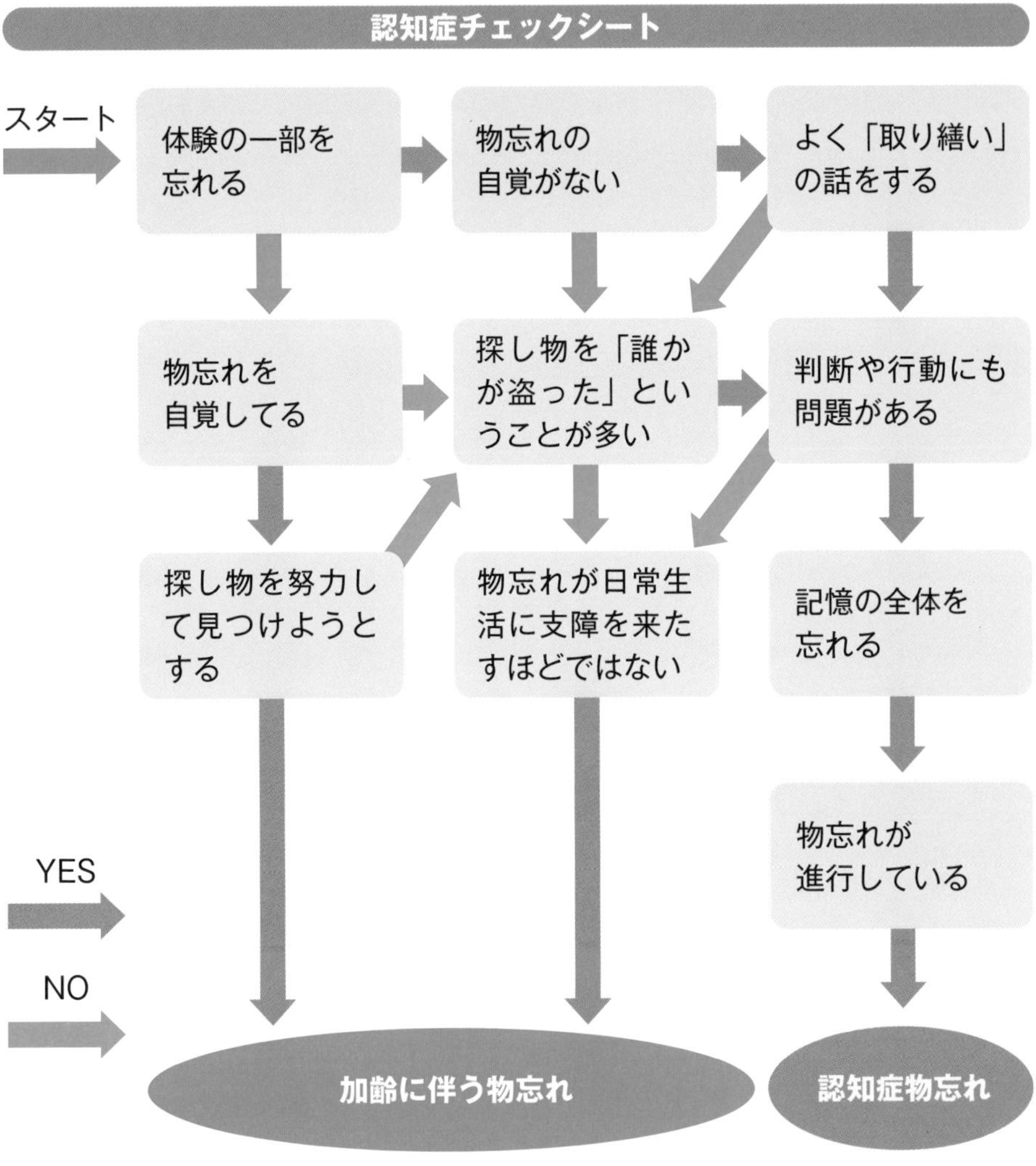
認知症チェックシート
スタート
体験の一部を忘れる
物忘れの自覚がない
よく「取り繕い」の話をする
物忘れを自覚してる
探し物を「誰かが盗った」ということが多い
判断や行動にも問題がある
探し物を努力して見つけようとする
物忘れが日常生活に支障を来たすほどではない
記憶の全体を忘れる
物忘れが進行している
YES
NO
加齢に伴う物忘れ
認知症物忘れ

加齢とともに記憶力が低下する、物忘れをする、といった症状を自覚したら、上記のチェックシートをしてみよう。セルフチェックだけではなく、家族や友人に最近の自分の様子に変わったことがなかったか、確認してみることも大切。

認知症のリスクを上げる食品

認知症を防ぐには、血糖値の急激な上昇を抑えることが肝心です。糖質を過剰に摂らないことも大切ですが「糖類ゼロ」と書かれた人工甘味料飲料にも注意しましょう。清涼飲料水などに使用されているスクラロースという人工甘味料は、血糖値を急上昇させたあと、急降下することがわかっています。認知症のリスクを上げるものといえば、パンなどにつけるマーガリンやケーキに使うショートニングも、やめましょう。マーガリンやショートニングは「トランス脂肪酸」と呼ばれる人工的な油を使用して作られています。トランス脂肪酸は悪玉コレステロールを増やし、動脈硬化を進める原因となります。一方、調理をするなかで気を付けていても、自ら老化をつくり出してしまうものがあります。調理中に出る「焦げ」です。野菜や卵、肉や魚といった素材も、焦がしてしまうとＡＧＥｓを増やし、体を酸化させることになります。蒸す、ゆでる、煮るなど調理方法を工夫しましょう。

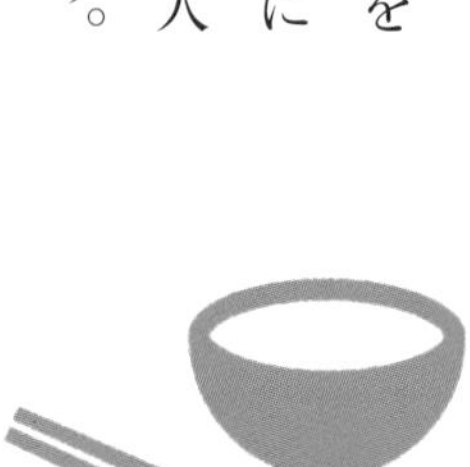

トランス脂肪を多く含む酸食品一覧

❶ スプレッド …………… マーガリン、ショートニング
❷ 粉ミックス …………… ケーキ用小麦粉
❸ インスタント食品 …… カップラーメン
❹ ファースト …………… フライドポテト
❺ 冷凍食品 ……………… 冷凍チキン
❻ 焼き・揚げ菓子 ……… ドーナツ、パウンドケーキ
❼ スナック菓子 ………… ポテトチップス
❽ シリアル ……………… オートブラン
❾ お菓子 ………………… チョコレート、クッキー
❿ ミルク系 ……………… ホイップクリーム、コーヒーフレッシュ

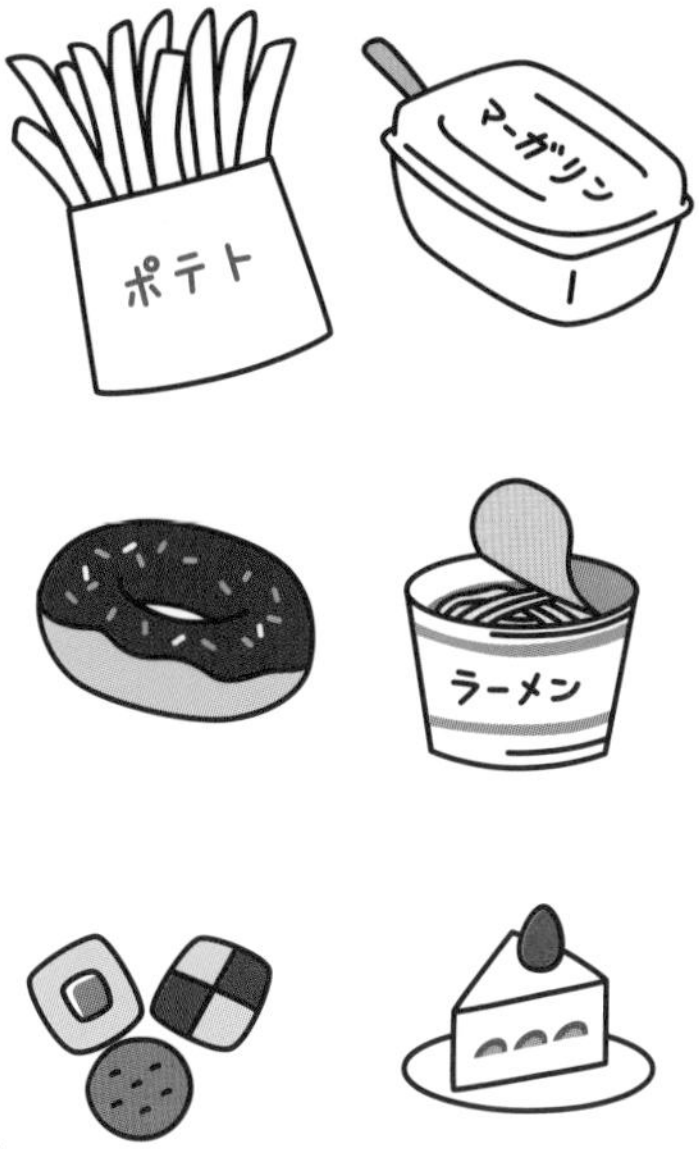

意識してトランス脂肪酸を避けよう

ファストフードやインスタント食品、洋菓子や揚げ物などにはトランス脂肪酸が多く含まれている。食べるときは、量を調節する、人と会食するときなど必要な場合のみに限定するなど、食生活を意識してトランス脂肪酸を避けよう。調理するときは焦げつきやすいフライパンは避けるなど調理器具も工夫してみよう。

青魚のＤＨＡを意識して摂取する

アルツハイマー型認知症を防ぐには、糖尿病などの危険因子に気を付ける必要があります。インスリンの分泌がくるい、脳に必要な栄養素が届かなくなることもアルツハイマー型認知症の原因のひとつです。脳に必要な栄養素にはブドウ糖がありますが、もうひとつ重要なのが、ＤＨＡです。脳にはすべての栄養素が届くのではなく、一部の栄養素のみが血流にのって運ばれます。ＤＨＡはブドウ糖とともに脳が必要とする栄養素です。記憶力や判断力を向上させるはたらきを持ちます。青魚にはこのＤＨＡが豊富に含まれているのです。ＤＨＡは血管の細胞膜をやわらかくし、ＥＰＡとともに血流をスムーズにするはたらきもあります。もうひとつ、認知症で多いのが脳血管性認知症です。脳出血などで脳に血液がうまく届かないことから起こる認知症ですが、ＤＨＡとＥＰＡが豊富に含まれている青魚は、脳血管性認知症の予防も期待できる食材なのです。サバやイワシなど青魚も積極的に食べましょう。

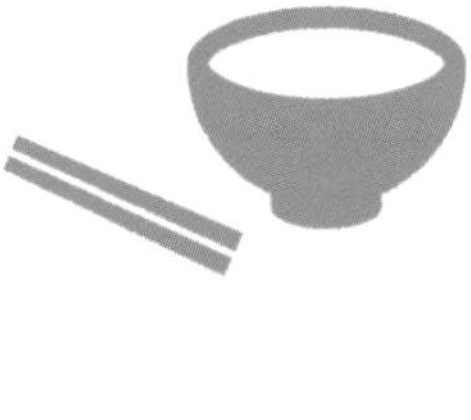

良質な油は脳の情報伝達能力を早める

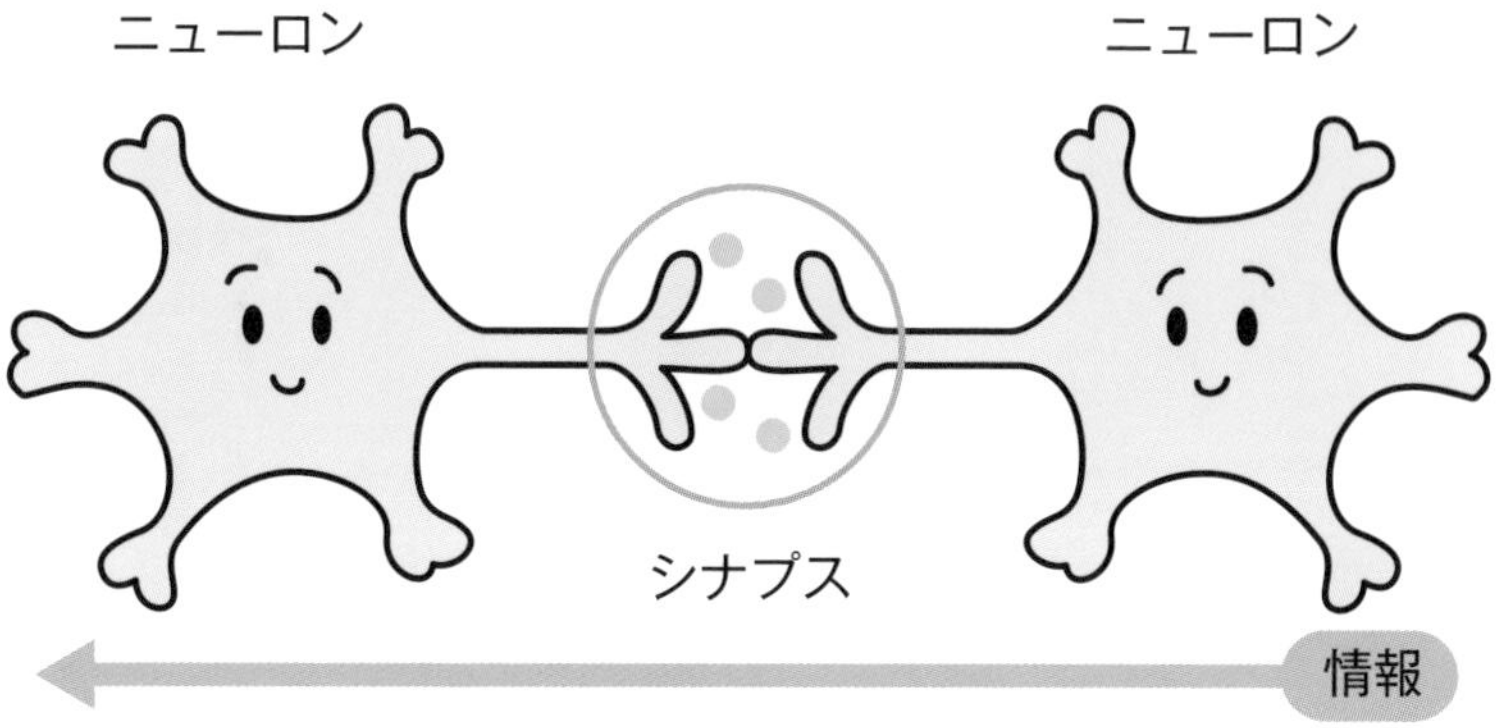

脂質が不足した状態だと
情報伝達力が弱い

脂質が満たされた状態だと
情報伝達力が強い

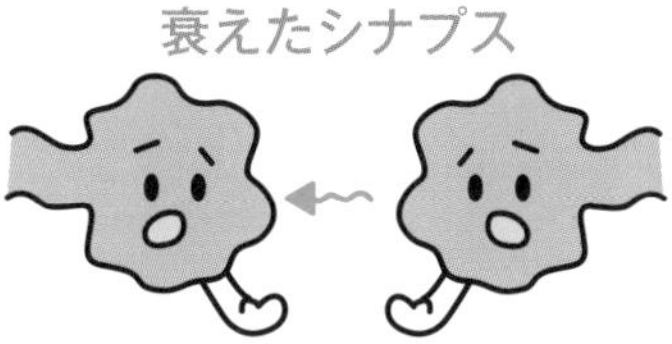

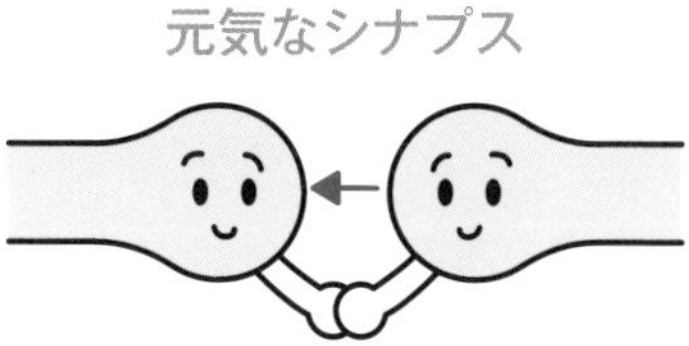

加齢とともに減少するDHA

DHAは、記憶を司る海馬という器官に多く存在する。DHAは脳の神経細胞を活性化させ、情報伝達をスムーズにするはたらきを持つ。DHAは加齢とともに減少してしまうため、食事から積極的に摂りアルツハイマー型認知症と脳血管性認知症を予防しよう。

葉酸を摂取して認知症リスクを下げる

栄養素は、バランスよく摂取することが大切です。少しでも偏ると、本来なら健康にいいはずだった栄養素が動脈硬化や糖尿病を引き起こす原因になってしまうこともあります。動脈硬化や脳卒中を引き起こす原因には糖尿病などがありますが、ほかにも高ホモシステイン血症があります。高ホモシステイン血症は脳卒中、心血管疾患のリスクを高めます。ホモシステインは、必須アミノ酸であるメチオニンが変化したものです。ホモシステインは、本来なら肝機能を助けるはたらきをしますが、ビタミンＢ群が不足しているとうまくはたらきません。血液中に蓄積してしまい、高ホモシステイン血症になります。ビタミンＢ群で特に必要とされているのがビタミンＢ6と葉酸に多く含まれるＢ12です。葉酸は、野菜に多く含まれています。豆類や野菜を摂り、ホモシステインを本来のはたらきに戻しましょう。

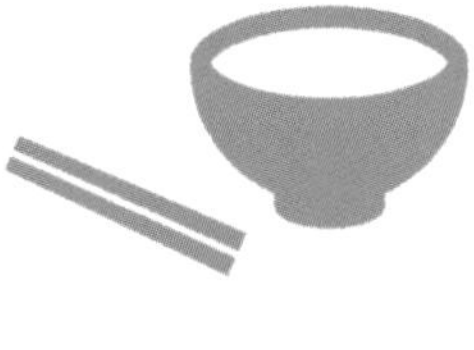

葉酸が含まれている食材一覧表

食品名	葉酸	食品名	葉酸
からし菜（1本）	155μg	アボカド（1/2個）	84μg
ほうれん草（2株）	126μg	マンゴー（1/2個）	76μg
グリーンアスパラガス（3本）	114μg	いちご（中5粒）	68μg
		オレンジ（中1個）	44μg
春菊（3株）	114μg	大豆（乾燥・1/5カップ）	60μg
ブロッコリー（2房）	105μg	調整豆乳（1カップ）	62μg
カリフラワー（3房）	56μg	納豆（中1パック）	60μg

葉物野菜で葉酸を摂取

葉酸は、葉物野菜をふだんから摂り入れていれば、特に意識をしなくても摂取することができる栄養素。ただし、丼や立ち食いそばなど、糖質中心に食べている人や、ファストフードを食べている人は不足しがちになるため、納豆やほうれん草など、葉物や豆類を食べる習慣をつけよう。

よく噛んで食べることで認知症の原因物質を増やさない

どれだけ栄養バランスが整ったすばらしい食事でも、噛まずに食べてしまっては健康寿命を延ばすことは難しいでしょう。お茶漬けやカレーなど、あまり噛まずに食べられる食事を続けていると、脳の器官である記憶を司る海馬に「アミロイドβ」というタンパク質が増えることがわかりました。アミロイドβは、アルツハイマー型認知症の原因と言われています。認知症予防のためにも、咀嚼《そしゃく》は大切です。咀嚼を続けていると、この海馬が活性化することが明らかになっています。また噛む行為には、血糖値の上昇を抑えることがあることもわかっています。急激な上昇を抑えることでインスリンの分泌も安定し、糖尿病などの生活習慣病を予防することができます。よく噛むことで満腹中枢が刺激され、食べ過ぎを防ぐことも、糖尿病予防になります。噛むときは一日30回から50回を意識して噛みましょう。たくあんやイカなど、噛み応えのある食材を摂ることも大切です。

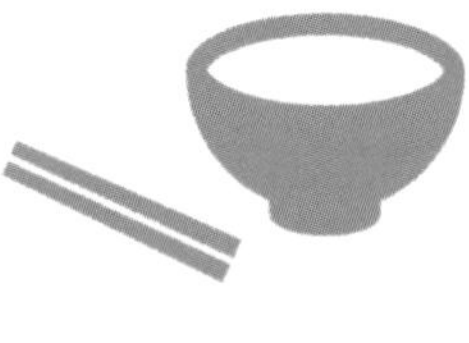

認知症予防にしっかり噛むことが大切

よく噛まずに食べた場合

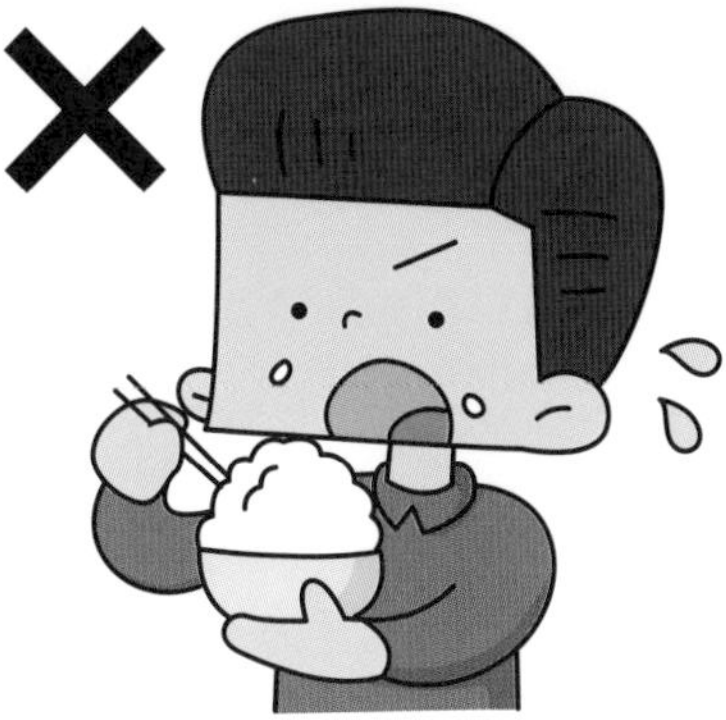

あわてて食べたり、飲み込むように食べていると、アミロイドβが脳の器官「海馬」で蓄積してしまう。アミロイドβはアルツハイマー型認知症を引き起こすため、しっかり噛んで食べることを意識しよう。

よく噛んで食べた場合

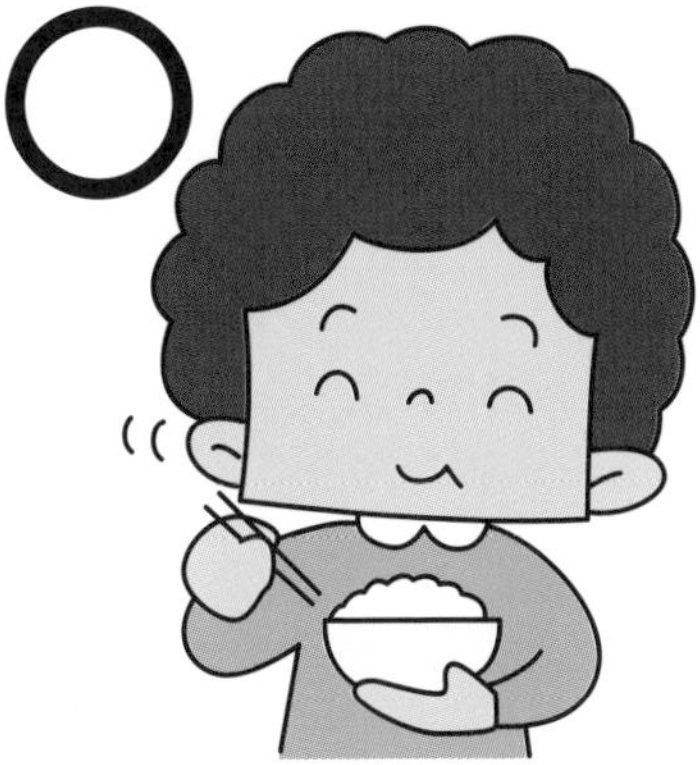

よく噛むと、アミロイドβの蓄積を防ぎ、海馬を活性化させることができる。血糖値の急激な上昇も抑え、満腹中枢が刺激され、間食を防ぐことができる。

認知症予防に効果的な献立

ぶりの煮つけ
芽キャベツのお味噌汁
ほうれん草のごま和え
お漬物
ごはん
オレンジ

ＤＨＡ、ＥＰＡを豊富に含むぶりを主菜に。

芽キャベツや、ほうれん草から葉酸を摂取し、たくあんなど歯ごたえのある漬物で租借回数を増やす。

葉酸を含むオレンジはデザートに。

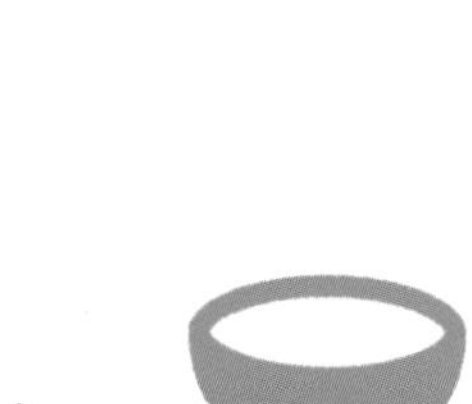

第3章

筋肉の老化や減少を防ぐ食べ方

健康寿命を延ばすために 大切な筋肉

あなたは、片足で立って靴下をはくことができますか。よろけてしまった人は、すぐ筋トレをはじめましょう。健康寿命を延ばすためには、食生活のほかに、筋肉も大切です。車移動や在宅勤務などであまり動く必要がない生活をしている人は、ふだんどおりの生活をしているだけでは筋力は低下する一方です。筋肉が低下した先に待っているのは「寝たきり」です。介護を必要とするようになり、思うように歩けないまま年齢を重ねていく未来が待っていることになります。寝たきりを迎える前に起こるのが「サルコペニア」です。なにもないところでつまづくことがあると、サルコペニアの初期症状の可能性があります。サルコペニアが進行すると「ロコモティブシンドローム」、さらには「フレイル」へと進みます。寝たきり生活を迎えないために、筋肉の老化を防いでいきましょう。

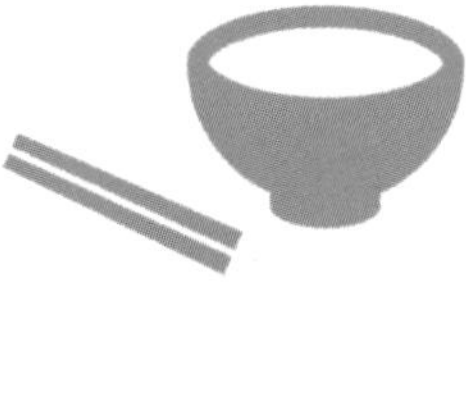

筋肉の低下によりリスクが上がる病気

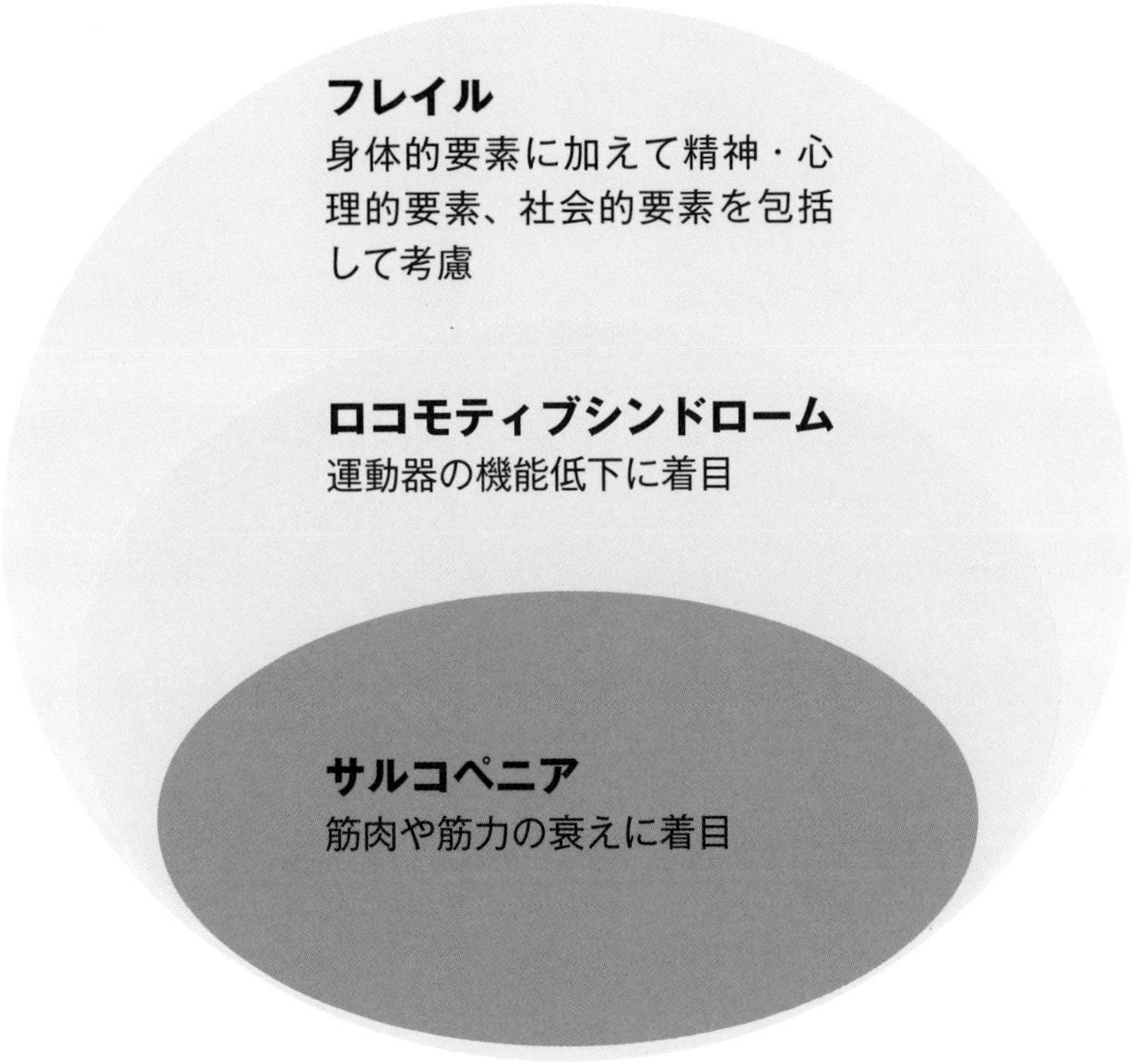
フレイル
身体的要素に加えて精神・心理的要素、社会的要素を包括して考慮
ロコモティブシンドローム
運動器の機能低下に着目
サルコペニア
筋肉や筋力の衰えに着目

サルコペニア
筋肉量が減少し、筋力が低下する状態。進行すると認知機能にも影響が出る。人の筋肉量は40歳を境に減る傾向があり、高齢になればなるほど、その減少率は加速する。

ロコモティブシンドローム
骨や筋肉、関節などの運動器に障害が起こり、歩行が困難になる状態のこと。手すりにつかまらないと歩けないなど、転倒・骨折、寝たきりなどのリスクにもつながる。

フレイル
筋肉や骨などの身体機能に支障をきたすだけでなく、認知機能にも影響が出る状態。社会的なつながりも重要で、人との交流が減るとうつなどによる精神・心理機能の低下などストレスへの耐性がなく、要介護状態に陥りやすい。

フレイルとはどんなもの？

最近耳にすることが増えた「フレイル」は「虚弱」という意味です。加齢とともに心身の活力が衰え、健康な状態と要介護状態の中間に位置する状態のことを指します。その原因には、身体的要素、精神的要素、社会的要素の3つがあると考えられています。3つのうち、身体的要素に関わる「サルコペニア」は、筋肉量が減り、筋力や運動機能が低下した状態を指します。人の筋肉量は40歳を境に減る傾向がありますが、高齢になればなるほど、その減少率は加速していきます。サルコペニアが進むと「ロコモティブシンドローム」になる可能性があります。これは骨や筋肉、関節などの運動器の機能低下によって、歩くなどの日常生活が困難な状態のことです。転倒・骨折、寝たきりなどのリスクにもつながります。また、フレイルの一因である筋肉の低下は、生活習慣病を悪化させる要因にもなります。フレイルにならないために、生活習慣を見直しましょう。

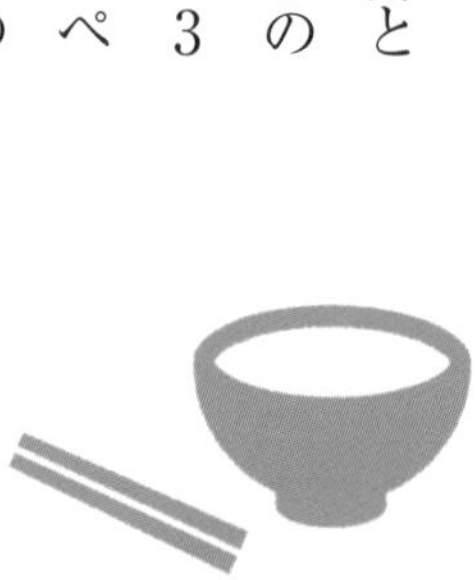

フレイルの3つの要素

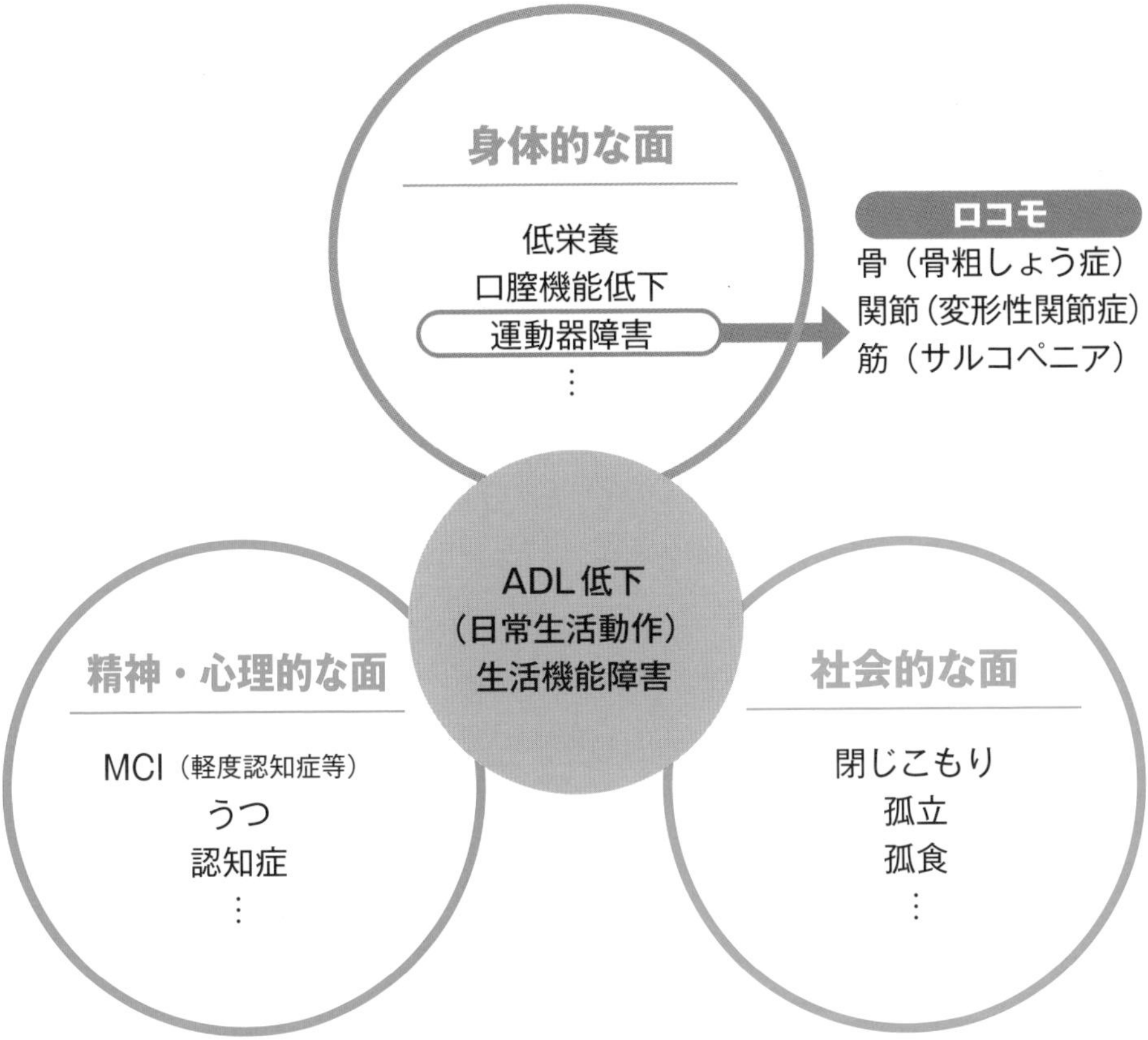

フレイルは、食生活の改善だけでは効果がない。社会的な孤立や精神的に落ち込んでしまうといった環境をつくらないよう、常に好奇心を持つことを忘れないことが重要。好奇心を絶やさないことも「寝たきり」を防ぐ大事なポイントになる。たとえば、知人に連絡をとってみる趣味を見つけるなど。健康のために献立を工夫することも、好奇心を持つきっかけになる。

サルコペニアと
サルコペニア肥満

体を動かすことが減ったから、ちょっと太り過ぎたから……。「健康的な食生活」を求めて食事制限をはじめる方がいます。しかし、運動量が減って筋力が衰えたところに食事制限を行ってしまうと、筋肉はさらに減り脂肪を貯め込むという悪循環に陥ってしまうのです。これはサルコペニア肥満と呼ばれ、筋肉の減少と脂肪の増加が重なり合った状態のこと。通常の肥満よりも生活習慣病のリスクが高くなるといわれています。加齢による活動量の減少だけでなく、食事制限によるダイエットによっても予備軍となる可能性もあるので、高齢者だけの問題と思わず、中高年から注意していくことが大切です。

「野菜だけ」といった制限食は、タンパク質不足による低栄養につながることになります。その結果、免疫力が低下したり、筋肉が減少して転倒などのリスクが増えたりすることも。

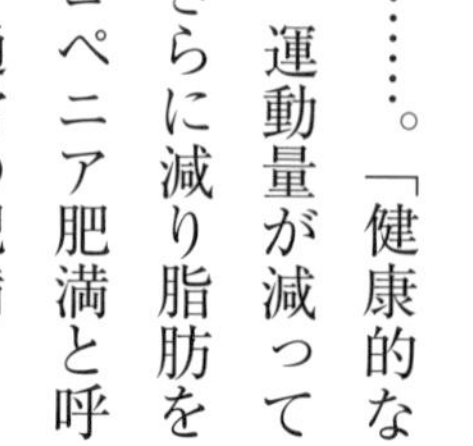

低栄養はサルコペニア肥満を招く

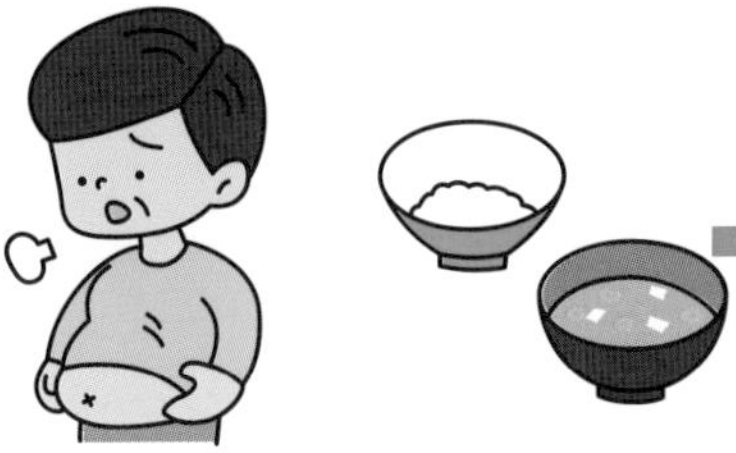

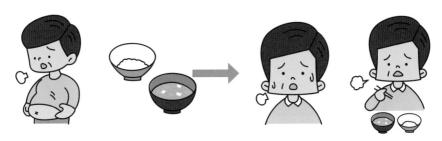

太りすぎたかなと思って少なめの食事に

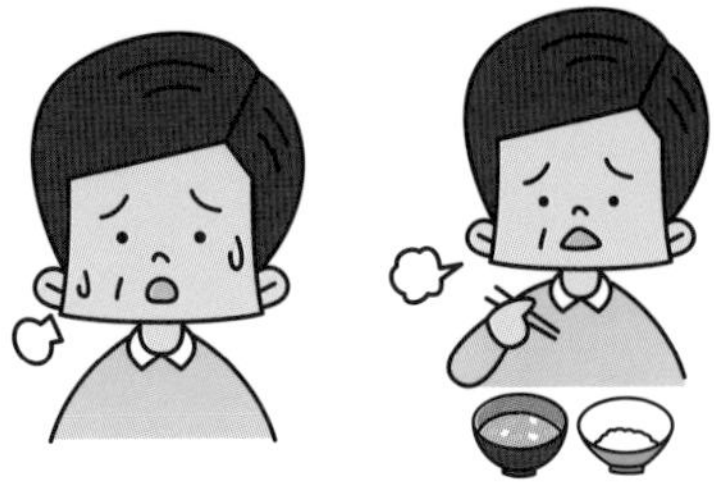

低栄養になり体力が落ちてくる

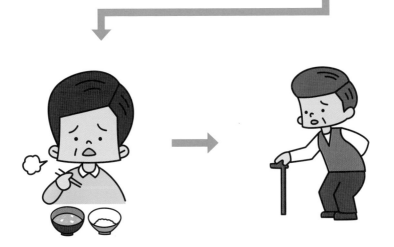

食欲がなくなってくる

サルコペニアからロコモティブシンドロームへ

極端な食事制限はNG

あまり動かなくなったから、体重が気になるから…と自己判断で食事制限を行うことは非常に危険です。必要なタンパク質や食物繊維を補えず、体内がエネルギー不足に陥り免疫力を低下させます。タンパク質を含んだバランスのよい食生活を心がけましょう。

あなたは今、いくつ当てはまる?

イレブン・チェック

フレイルには、身体的要素、精神的要素、社会的要素の3つがあると説明しました。身体的要素については触れましたので、精神的要素、社会的要素についても解説します。2つめの精神的要素とは「ときめき」です。散歩で新しいなにかに出会う、好きな歌手を応援するといった「ときめき」は、神経細胞がほかの細胞と結びつき、回路を活性化させるはたらきを持ちます。学習機能や認知能力が上がり、認知症の予防にもなるのです。3つめの社会的要素は「コミュニケーション」です。一人暮らしが長い、定年退職で人付き合いが減ったなど、家で一人で過ごす時間が長いと、脳に刺激が送られず、脳の老化を早めてしまいます。1日1回はだれかとあいさつするなど、会話を意識しましょう。まずは、左ページの「イレブンチェック」で自分の状態を確認してみましょう。1つでも当てはまったなら、フレイルの一歩手前かもしれません。

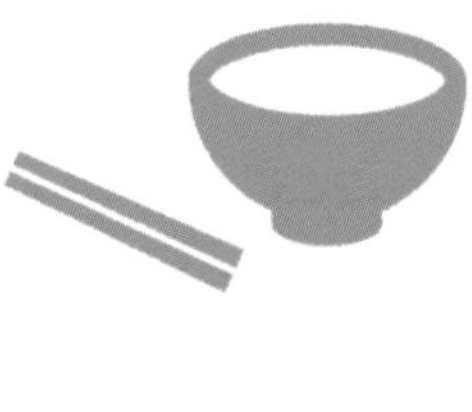

イレブン・チェック

	「イレブン・チェック」11項目		回答欄	
栄養	Q.1	ほぼ同じ年齢の同姓と比較して健康に気をつけた食事を心がけていますか	はい	いいえ
	Q.2	野菜料理と主菜（お肉またはお魚）を両方とも毎日2回以上は食べていますか	はい	いいえ
	Q.3	「さきいか」「たくあん」くらいの固さの食品を普通に噛みきれますか	はい	いいえ
	Q.4	お茶や汁物でむせることがありますか	いいえ	はい
運動	Q.5	1回30分以上の汗をかく運動を週2回以上、1年以上実施していますか	はい	いいえ
	Q.6	日常生活において歩行または同等の身体活動を1日1時間以上実施していますか	はい	いいえ
	Q.7	ほぼ同じ年齢の同姓と比較して歩く速度が速いと思いますか	はい	いいえ
社会参加	Q.8	昨年と比べて外出の回数は減っていますか	いいえ	はい
	Q.9	1日1回以上は、誰かと一緒に食事をしますか	はい	いいえ
	Q.10	自分が活気に溢れていると思いますか	はい	いいえ
	Q.11	何よりもまず、物忘れが気になりますか	いいえ	はい

東京大学高齢社会総合研究機構・
飯島勝也「フレイル予防ハンドブック」より引用

回答欄の右側に○が付いた時は要注意です

タンパク質を意識して筋力を維持する

サルコペニアや寝たきりを防ぐために最も重要な栄養素はタンパク質です。高齢者の場合、加齢とともに筋肉量は減ってしまうので、成人期よりも多くのタンパク質を必要とすることが明らかになっています。タンパク質を多く摂取している高齢者と、そうでない高齢者を比べた場合、多く摂取している高齢者のほうが健康的に過ごしているというデータもあるのです。タンパク質の摂取量目安は、高齢男性で１日１５０ｇ、高齢女性で１日１００ｇです。肉や卵、魚など、偏らずにバランスよく食べましょう。肉や魚は、脂質などを気にする方もいるかもしれません。肉の油に含まれるオメガ6系脂肪酸のアラキドン酸は摂り過ぎると動脈硬化のリスクがあるといわれますが、認知症を改善する可能性のある栄養素であることがわかっています。いずれの食材も適量を意識して摂ることで、健康寿命を延ばすことができるのです。

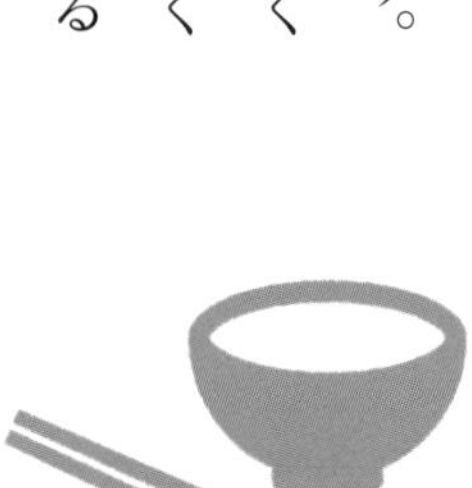

1日あたりのタンパク質摂取量

1日あたりの一般的なタンパク質摂取量の目安

食品名	食品質量	タンパク質量
肉（和牛ヒレ）	70g	13.4g
魚（白鮭1きれ）	70g	15.6g
卵（Mサイズ1個）	50g	6.2g
牛乳	200ml	6.6g
豆腐（1／3丁）	100g	6.6g
合計		48.4g

1日あたりの白澤式タンパク質摂取量の目安

食品名	食品質量	タンパク質量
肉（和牛ヒレ）	100~150g	19.1~28.7g
魚（白鮭1きれ）	70g	15.6g
卵（Mサイズ2個）	100g	12.4g
牛乳	200ml	なし
豆腐（1／3丁）	100g	6.6g
合計		53.7~63.3g

※白澤卓二『70歳からの肉食革命』（山と渓谷社）より

良質なタンパク質とは どんなタンパク質のこと？

第1章でも触れましたが、タンパク質は20種類のアミノ酸で構成されています。このうち9種類の必須アミノ酸は体内で合成することができないため、食材で補う必要があります。食品における必須アミノ酸の含有率を示した指標を「アミノ酸スコア」と呼びます。良質なタンパク質を含む肉、魚、卵、大豆製品、乳製品は、アミノ酸スコアが高い食材です。では、肉だけを食べ続けていれば、必要な栄養がすべて摂れるかというと、そういうわけではありません。アミノ酸スコアが高い食材でも、栄養素の構成はそれぞれ異なります。たとえば、同じ肉でも牛肉・豚肉・鶏肉で違います。さらに豚肉の中でもロース・もも・ヒレ・バラ肉でも栄養価が異なり、同じものだけ食べ続けると偏りが出てしまいます。また、体内で筋肉を合成する際には、その働きを助けるビタミンやミネラルなど、さまざまな栄養素が必要になるので、効率よく筋肉をつくるためにはバランスよく食べることが重要です。

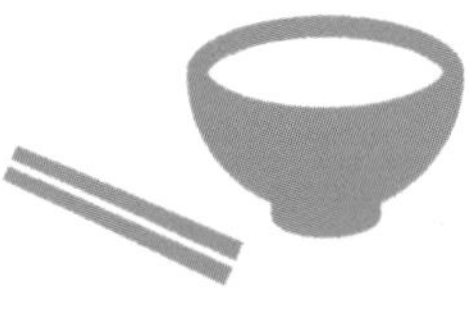

筋肉の老化を防ぐ栄養素「タンパク質」を摂ろう

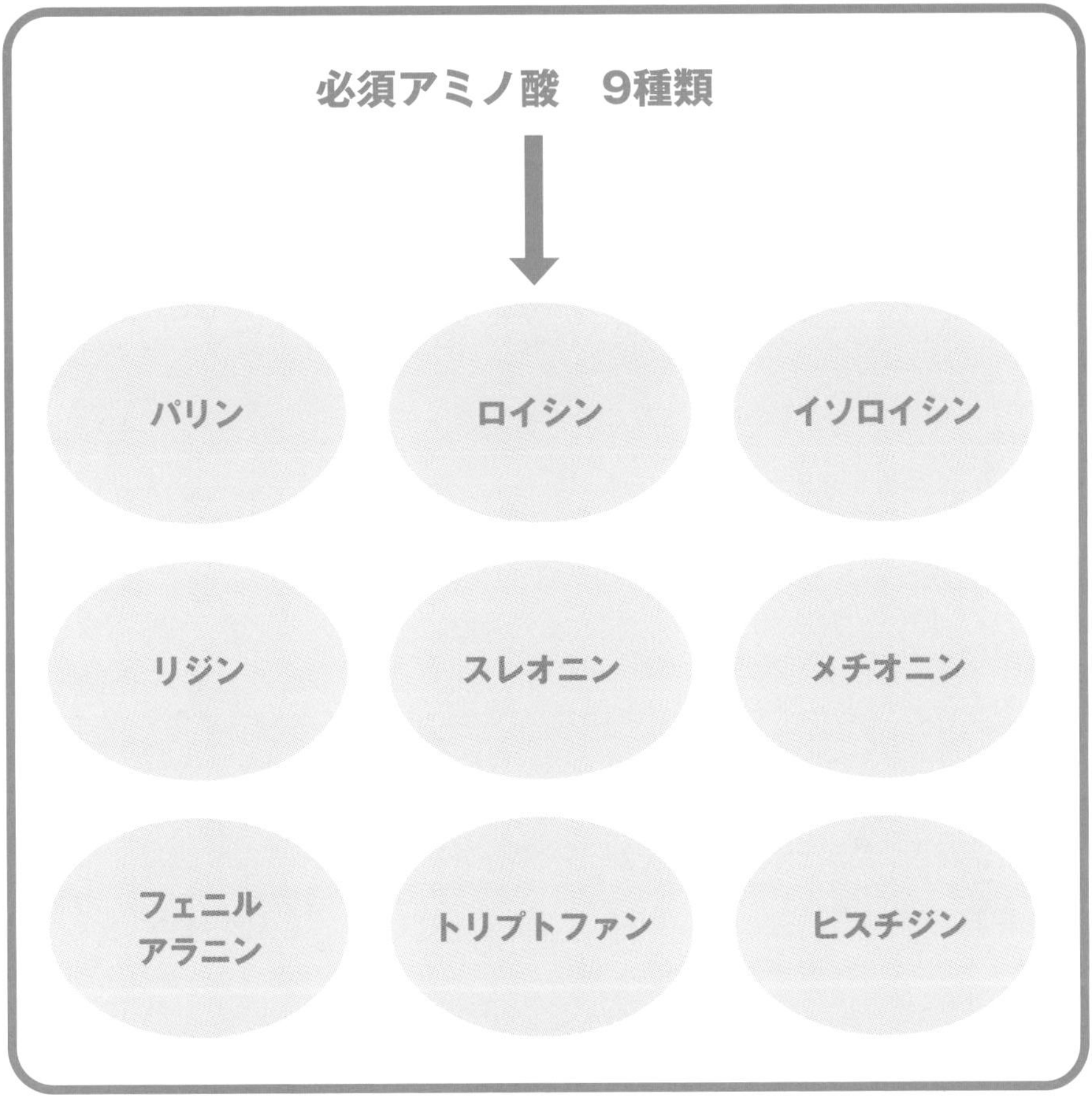

筋肉の老化を防ぐために重要なのはタンパク質。
血液や筋肉、骨など体の材料となるタンパク質は、加齢とともに減少する。
タンパク質は体内でアミノ酸に変わるが、アミノ酸の中でも、体内でつくられないアミノ酸が9種類ある。食事から摂らなくてはならないものを必須アミノ酸と呼ぶ。
アミノ酸スコアの高い肉や卵、魚豆類は主菜としても活躍する。毎日食卓に登場させてバランスよく食べよう。

タンパク質＋αで効率よく筋力アップ

生命維持に欠かせない「栄養」、次に行われることが「代謝」です。代謝とは、生命維持のために、摂取した栄養素を分解・合成し、エネルギーに変えていくはたらきのことを指します。生命維持に必要な代謝を「基礎代謝」、古い細胞が新しく生まれ変わる代謝を「新陳代謝」と呼びます。タンパク質を摂り、筋肉量を維持するために必要なのは「基礎代謝」です。筋肉量が減ると、基礎代謝も低下してしまいます。低下させないためにはタンパク質を摂ることはもちろん、タンパク質の代謝を上げる食材を一緒に摂る必要があります。タンパク質の代謝を助けるのが、ビタミンＢ２、ビタミンＢ６、亜鉛などです。ビタミンＢ２やＢ６は皮膚や髪などを保護するはたらきをします。亜鉛は、新陳代謝を促し、タンパク質から新しい細胞をつくるはたらきをします。タンパク質＋αで体の基礎代謝と新陳代謝を上げて若々しい体を手に入れましょう。

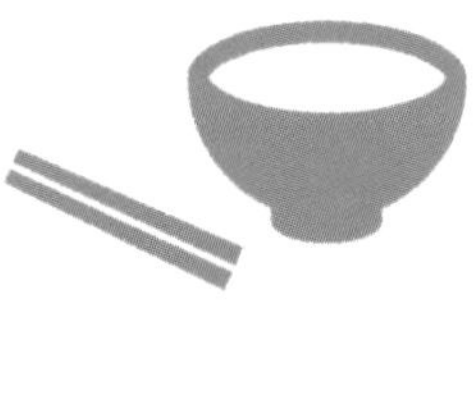

基礎代謝を上げるために必要なこと

- 筋肉量を増やす
- 体温を上げる
- 内臓の働きを活性化
- 代謝を上げる食べ物
- 水分をしっかり摂る
- 質のよい睡眠

→ 基礎代謝アップ

運動不足で代謝は下がる

運動不足はサルコペニアを引き起こすだけでなく、基礎代謝も低下させてしまう。基礎代謝は体内の温度を維持するはたらきも持つが、体温が1度下がると代謝は12%も下がってしまう。体温を下げないよう、ウォーキングなど適度な運動をして基礎代謝を上げることが大切。

筋肉と骨密度の関係

加齢によって、筋肉とともに衰えるのが骨。骨密度が下がる、骨の質が悪くなるなど、骨折しやすい状態のことを骨粗しょう症といいます。骨が弱くなると、転んだときに骨折し、寝たきりという結果も招きかねません。骨を丈夫にするというとカルシウムを思い浮かべるかもしれませんが、丈夫な骨を保つにはカルシウム以外も必要です。タンパク質はもちろん、マグネシウム、ビタミンＤ、ビタミンＫも必要になります。ビタミンＫは納豆に多く含まれます。ビタミンＤは魚などの食材以外に、日光によって合成されます。天気のよい日は積極的に外に出る、日光浴をするなどしてビタミンＤをつくりましょう。筋肉を作り、筋力を維持するタンパク質に加えて、骨を強化する３つの栄養をしっかり摂ることで、骨のトラブルも防ぎます。また、喫煙や過度な飲酒は控えましょう。スナックなどの間食をすると塩分量過多になり、カルシウムの吸収を阻害するので控えましょう。

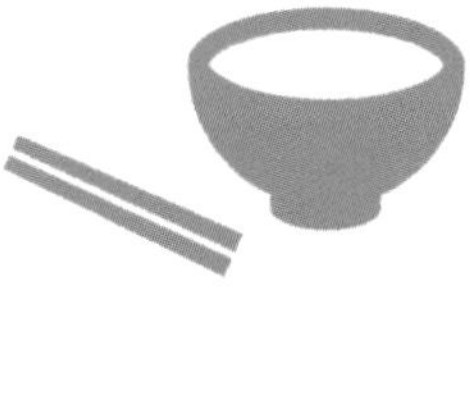

骨を丈夫にするカルシウム＋α

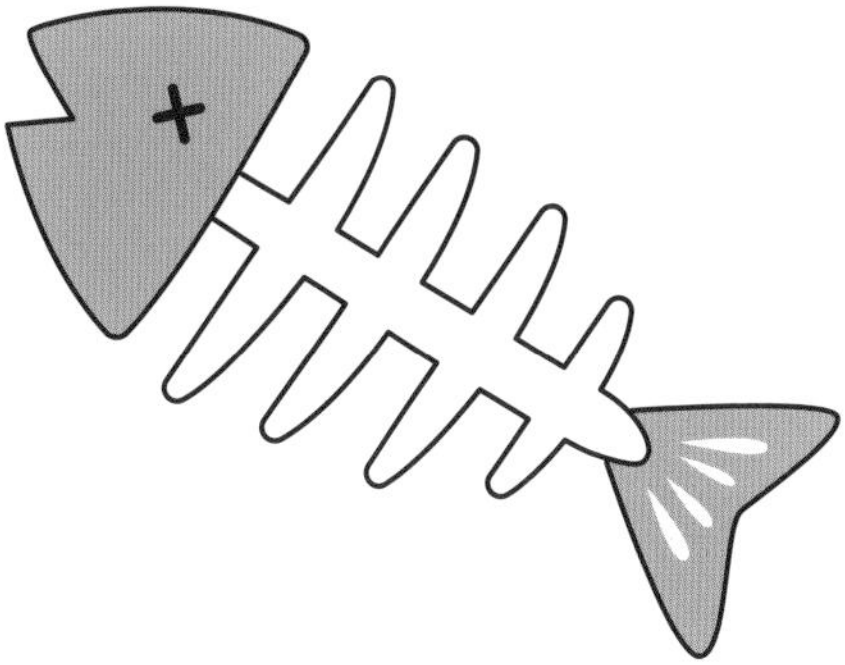

カルシウムといえば「乳製品」を思い浮かべるが魚や野菜にもカルシウムは含まれている。魚はよく煮て骨ごと食べるなど工夫しよう。

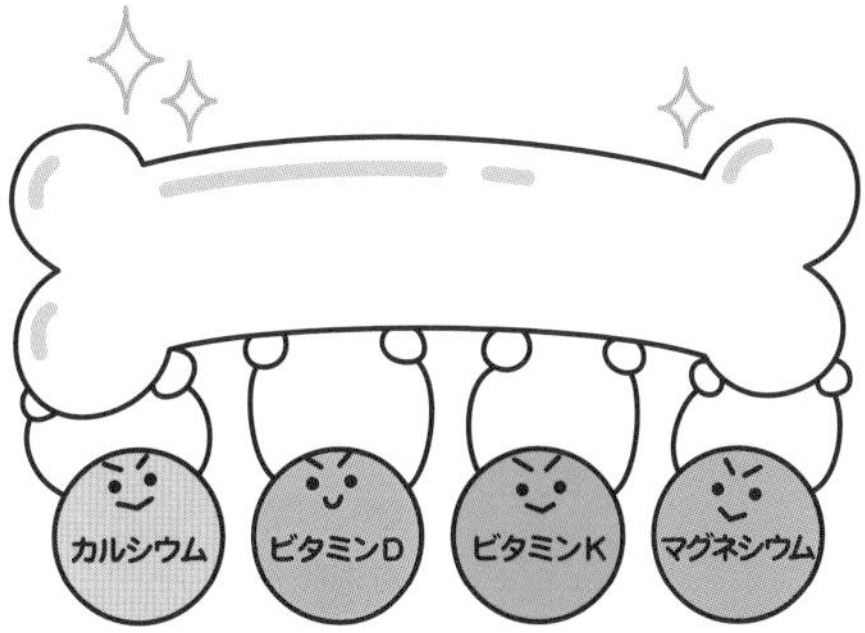

Ca＋ビタミンD、ビタミンK、マグネシウム。カルシウムを摂取したら、外に出かけることを意識しよう。日光を浴びながらの運動はサルコペニア肥満の予防にもなる。

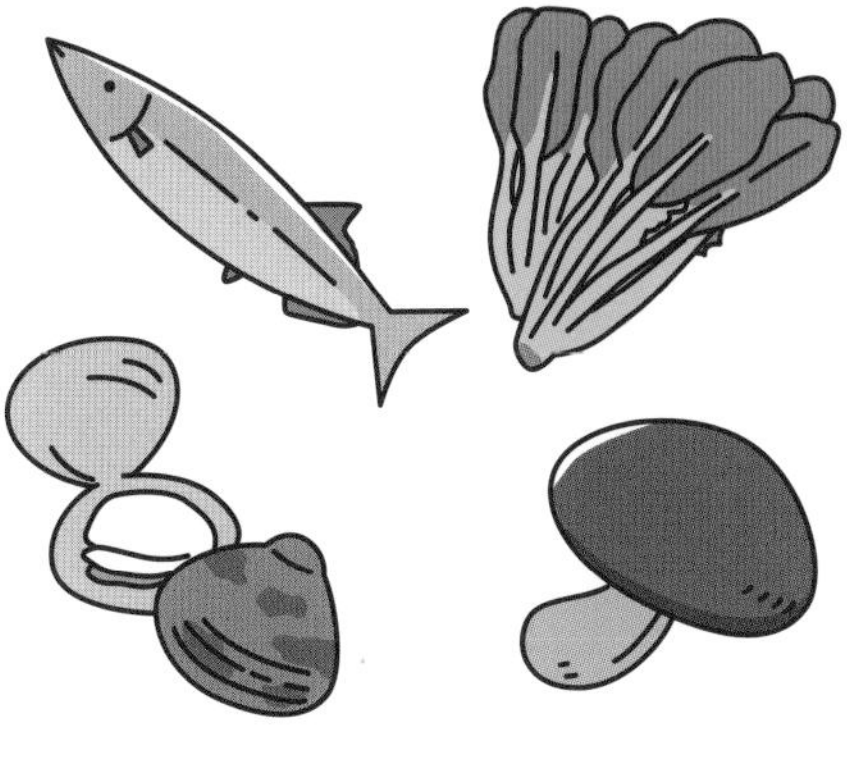

ビタミンDは魚やきのこ、日光を浴びて合成される。ビタミンKはほうれん草や小松菜などの葉物野菜のほか、納豆にも多く含まれる。マグネシウムは貝類などに多く、ドライフルーツにも含まれる。

日中の間食には牛乳やチーズを摂り入れる

カルシウムは男性だと１日約７４０㎎、女性は１日約６７０㎎必要といわれています。毎食の食事で補えないなと感じたら、日中の小腹が空いたときなどに、小分けにされたチーズや牛乳、小魚などを摂って補いましょう。牛乳が体に合わない、お腹を下してしまうという方はチーズがおすすめです。お腹を下す原因となる乳糖が分解されているので食べやすい食材です。カルシウムは牛乳２００㎖のなかに２２０㎎含まれています。納豆１パックには45㎎あります。どの食材にもカルシウム以外の様々な栄養素も含まれています。たとえばチーズや小魚には塩分が多く含まれていることがあります。

ほかの成分を知らずに過剰摂取していることにならないためにも、どれか一つの食材だけでカルシウムを摂ろうとせず、牛乳、納豆、ほうれん草など、それぞれの食材からカルシウムを摂るよう工夫しましょう。

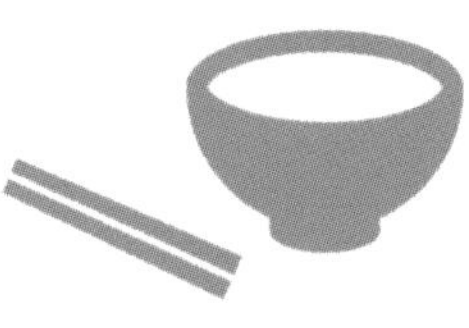

日々の食事で手軽にカルシウムを補給する方法

食品群	食品名	摂取量	カルシウム含有量
牛乳・乳製品	牛乳	コップ1（200g）	220mg
	ヨーグルト	1パック（100g）	120mg
	プロセスチーズ	1切れ（20g）	126mg
野菜類	小松菜	1/4束（70g）	119mg
	菜の花	1/4束（50g）	80mg
	水菜	1/4束（50g）	105mg
	切り干し大根	煮物1食分（15g）	81mg
海藻	ひじき	煮物1食分（10g）	140mg
小魚	さくらえび（素干し）	大さじ1杯（5g）	100mg
豆類	木綿豆腐	約1/2丁（150g）	180mg
	納豆	1パック（50g）	45mg
	厚揚げ	1/2枚（100g）	240mg

骨を丈夫にするためには、カルシウムだけでなくビタミンDやビタミンKも併せて摂取するよう意識していくことが大切。小魚、チーズには塩分が多く含まれる。豆類も、納豆の味付けや豆腐などに醤油を使うことがあるため塩分の過剰摂取に注意する。

健康を保つためには運動習慣も忘れずに

この章では、筋肉の減少や筋力の衰えを予防するための食生活を紹介しました。タンパク質をしっかり摂ること、カルシウムを摂るために、摂取を助ける食材も必要なこと。偏った食事はサルコペニア肥満を招くおそれもあります。食事のほかに、重要なのが運動です。せっかく食事から栄養を摂っても、代謝を促さなければ筋肉も骨密度も減ってしまいます。日常的に動く習慣をつける、座っている時間を減らす、ウオーキングやストレッチをするなど体を動かして足腰の筋力をしっかり維持することが大切です。また、体を動かす運動のほかに、脳を動かす運動も大切です。人との会話ではなるべく指示語（これ、あれなど）を使わない、指先を動かしてみるというのも、脳の運動のために大切なことです。運動は、食欲や心の健康にもよい影響を与えます。健康寿命を延ばすために「食事」「ときめき」「運動」の3つのポイントを意識しましょう。

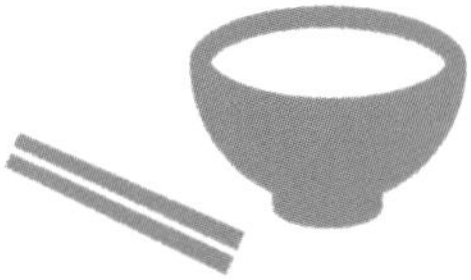

ささやかな運動習慣からはじめてみよう

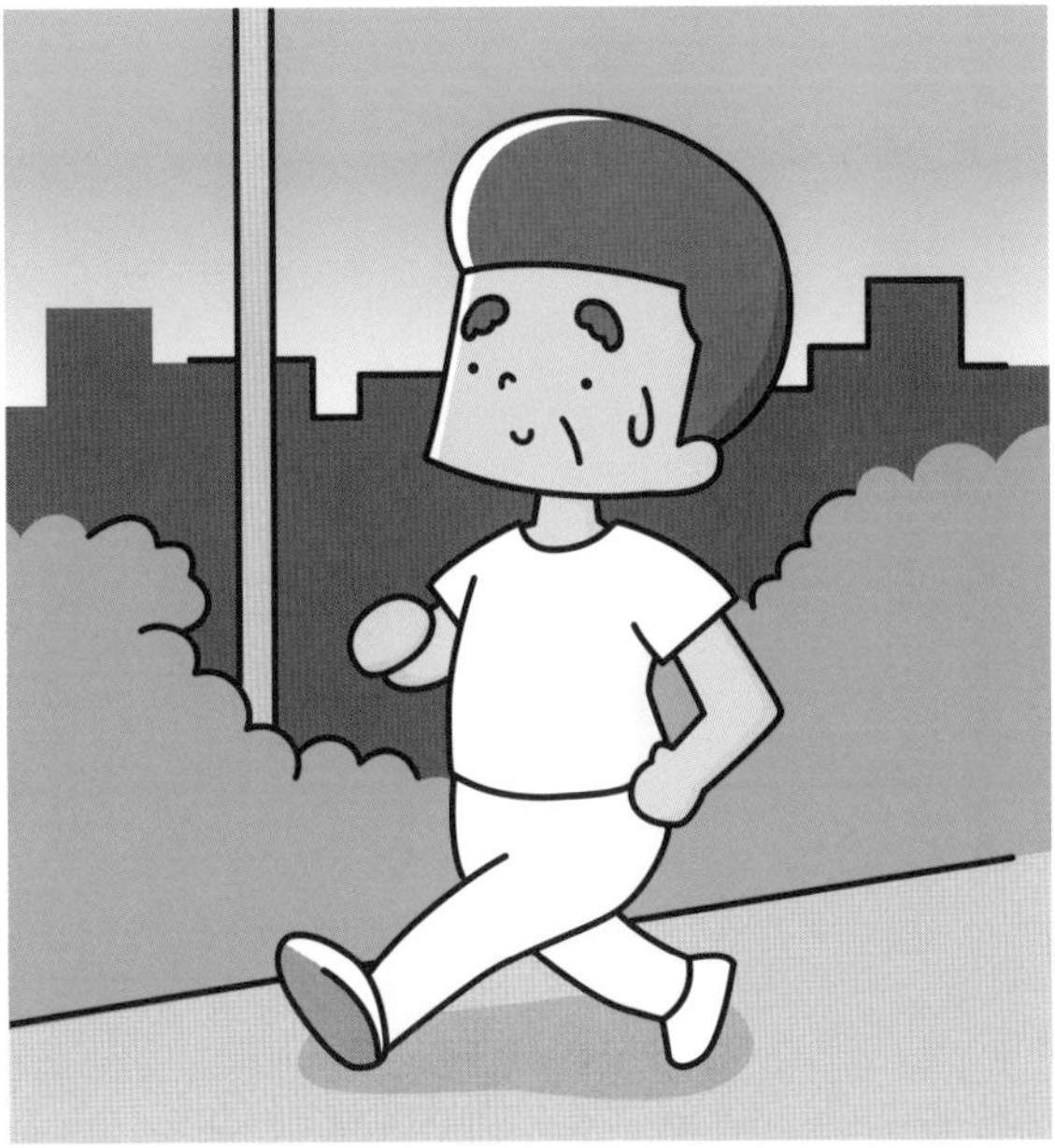

適度な運動

運動不足だと感じたら、少し早く起きて隣駅まで歩いてみる、少し遠くのスーパーに買い物に行く、行ってみたかった施設に立ち寄ってみる、と「ついで」からはじめてみましょう。少しずつ筋力がついてきたと感じたらウォーキングやマラソンもはじめてみよう。

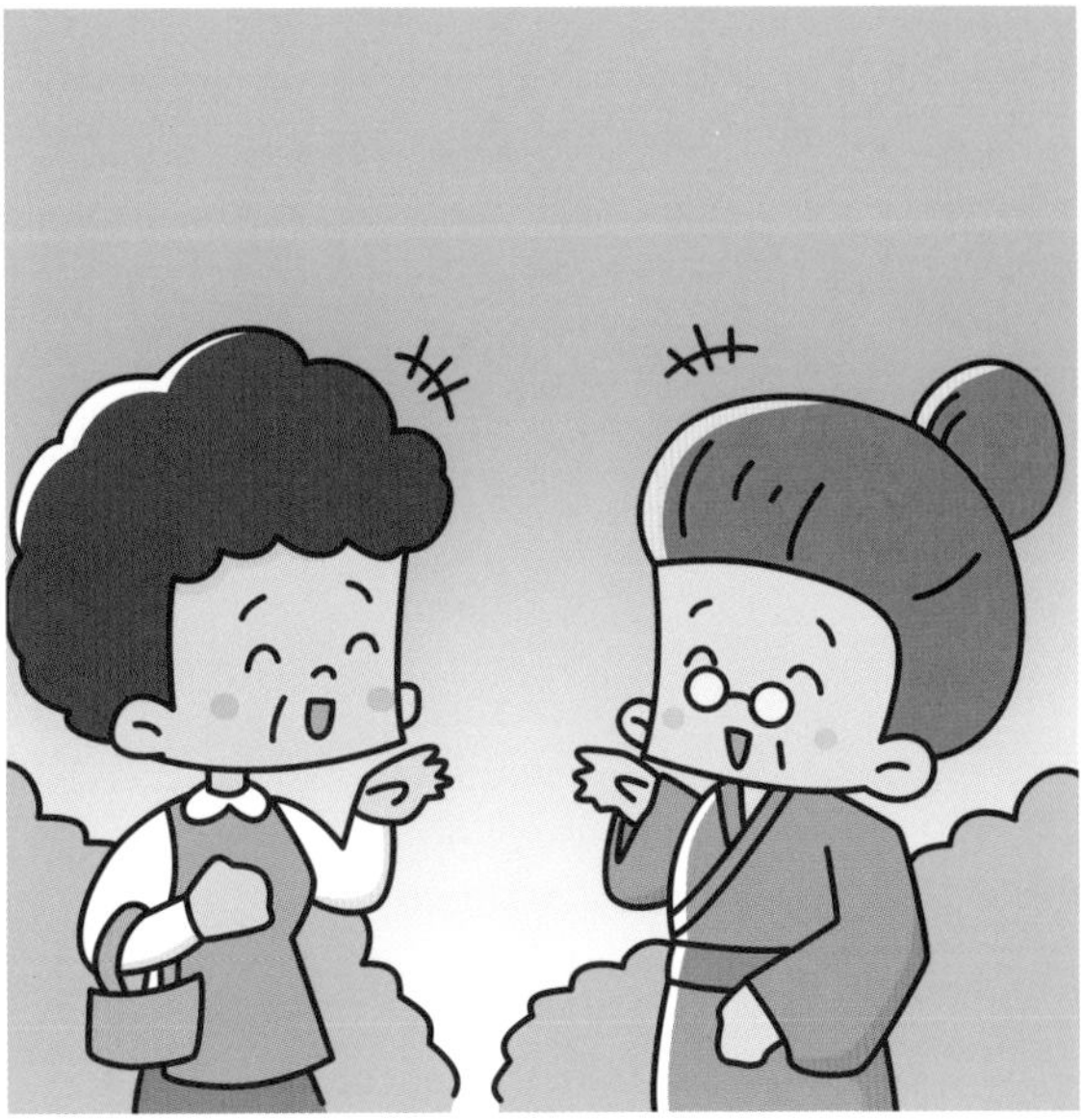

会話を楽しむ

近所の人との社会活動も適度な運動になり、つながりも生まれフレイル予防になる。近所の人と雑談をすることも立派な社会参加のひとつ。地域活動に目を向けて見たり、買い物をした時に店員さんと言葉を交わすなど、身近な行動範囲の中から代えて行ってみよう。

筋力と骨密度を低下させない献立

玉ねぎとコーンのコンソメスープ
サバの味噌煮
卵焼き
小松菜のおひたし
納豆
ごはん

サバの味噌煮は骨まで軟らかく煮て、骨ごと食べる。
カルシウムと食べ合わせると吸収率があがるビタミンＫは納豆で摂取。
アミノ酸スコアが１００の卵と、カルシウムが含まれている小松菜も添える。
スープは、体温を上げるためにスープも加える。

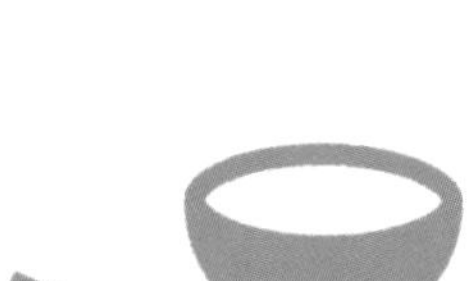

第4章

血管の健康を守る食べ方

血管の役割

全身のすみずみまで流れている血液は、栄養や酸素を体中に運んでくれる大事な運び屋です。血液を体中に送り出すポンプの役割は心臓が担います。心臓の機能がうまくはたらかないと血液が体中にうまく届かなくなり、内臓に悪影響が出てきます。たとえばトランス脂肪酸を含むマーガリンなどを摂取していると、悪玉コレステロールが血管に留まり、血管プラークに変化します。血管プラークは血管の壁を厚くし、血液の通りを悪くするばかりか、体中に栄養がうまく行きわたらない状態を生みます。これが動脈硬化の原因です。心筋梗塞や脳梗塞は血管プラークが破れて生まれる血栓が原因です。血液トラブルは心臓トラブルと同じものと認識しましょう。血管壁を強くし、しなやかな血管にサラサラな血液が流れることを目指した食生活を心がけましょう。

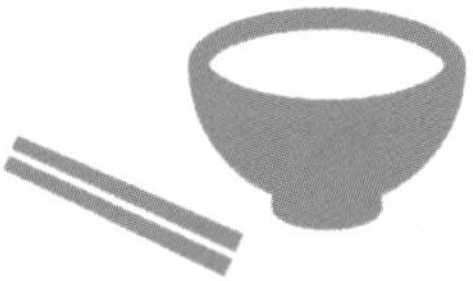

血流の流れを悪くする血管プラーク

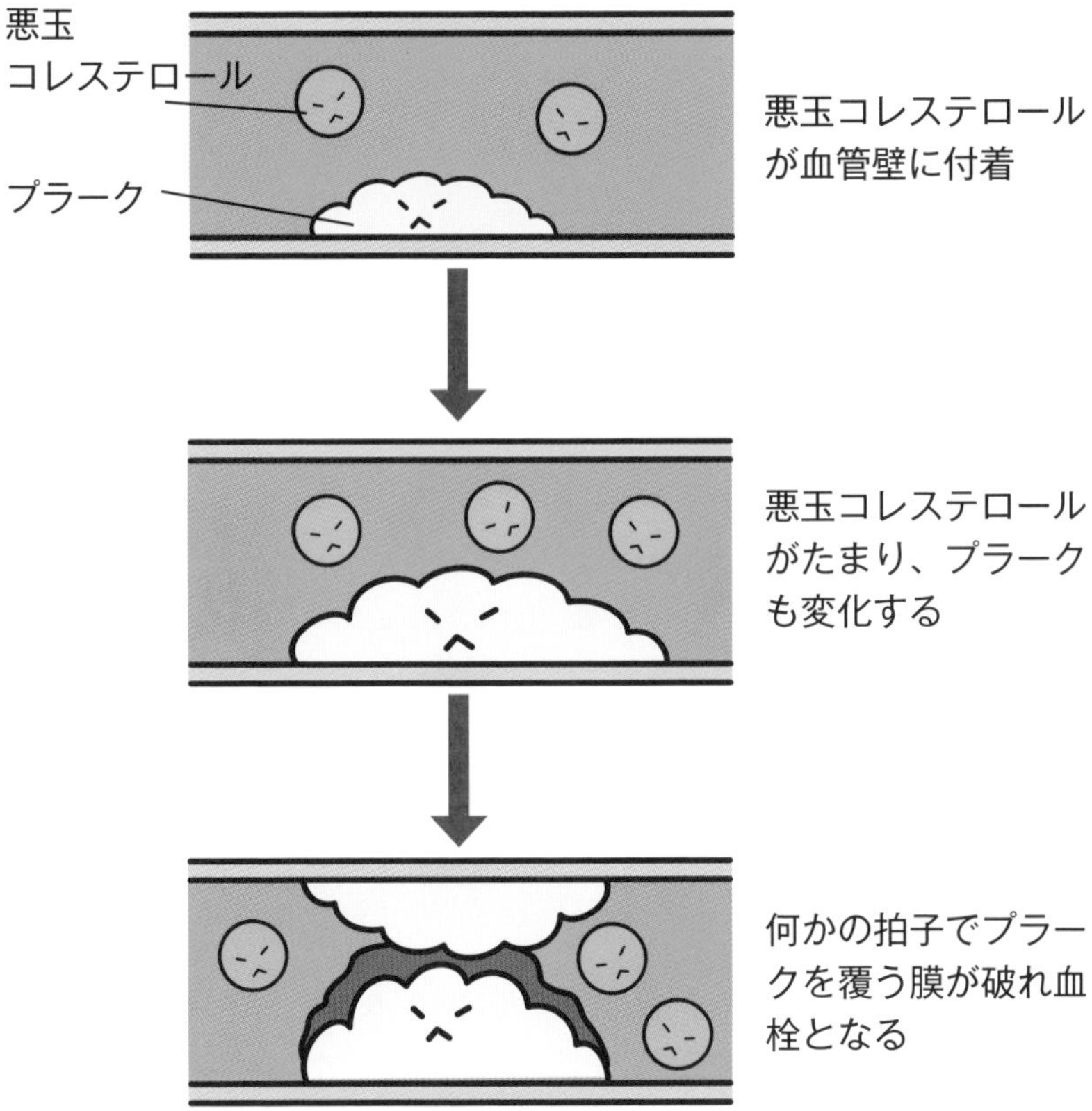
悪玉
コレステロール
プラーク
悪玉コレステロールが血管壁に付着
悪玉コレステロールがたまり、プラークも変化する
何かの拍子でプラークを覆う膜が破れ血栓となる

マーガリンやショートニング、精製油などにはトランス脂肪酸が含まれている。また、それらを原料としたケーキやドーナツなどのお菓子にも含まれる。トランス脂肪酸は、悪玉コレステロールを増殖させ、血管に付着させる。付着したものが大きくなったものが血管プラークと呼ばれる。血管プラークは血液の流れを悪くし、必要な場所へ酸素を届けることができなくなり、動脈硬化などを引き起こす。間食をしたいときは、揚げ菓子や洋菓子などの甘いものは避け、ヨーグルトやナッツ類を食べよう。

血管の糖化は酢で改善

生活習慣を改善しなければ、悪玉コレステロールはさらに「糖化」へと進行し、血管の老化も進みます。糖化とは血中に増え過ぎた糖がタンパク質と結びつき、ＡＧＥｓ（終末糖化産物）に変化することです。このＡＧＥｓは高血圧や糖尿病、動脈硬化の可能性を高めます。糖質の食べ過ぎ、飲み過ぎに注意して、食生活を改善していきましょう。料理における改善のポイントは砂糖や塩、醤油の使用を控え、酢を足すことです。大さじ1杯（15㎖）の酢を摂り入れると、入れないときに比べて血糖値に最大10％以上の差が出たことがわかっています。酢は胃腸のぜん動運動を抑え、消化物をゆっくり小腸に移動させ糖の吸収をゆるやかにする効果が期待されています。黒酢は、アルツハイマー型認知症の原因であるアミロイドβというタンパク質の凝集を抑える効果があるといわれています。砂糖や塩に代わる味付けとして利用し、糖化を抑え老化を防ぎましょう。

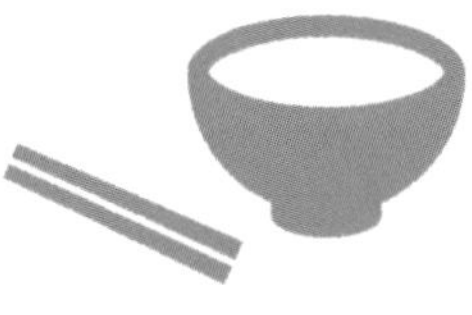

発酵食品として健康寿命をサポートする「お酢」

穀類を主原料としたお酢

穀物酢
穀物を主原料としたお酢。
すっきりとした味わいで、
煮物などの料理に使われる
ことが多い

米酢
お米からつくられたお酢。
お米の甘みとうまみを活か
したお酢ですし飯やドレッ
シングなどに使われる。

純米酢
国産米のみを使用してつく
られたお酢。
熟成・発酵させてつくられる。
コクのある味わいが特徴。

純玄米酢
国産の玄米だけでつくられ
たお酢。
時間をかけて発酵させるた
め独特の芳香な味わいがある。

純玄米黒酢
精製米を使用してつくる米
酢と異なり国産の玄米だけ
でつくられた黒酢。
黒酢を使う料理のほか、飲
料としても使える。

りんご果汁を主原料としたお酢

りんご酢
りんご果汁でつくられたお酢。
フルーティーな香りで、マリネやサラダ
などに仕えるほか
飲料としても使用できる。

純りんご酢
国産のりんご果汁のみでつくられたお酢。
りんご酢同様、料理や飲料に使える。

ぶどう果汁を主原料としたお酢

白ワインビネガー
ぶどう果汁を原料としたお酢。
飲料には適さないが、洋風の料理などに
使われる。

バルサミコ酢
ぶどう果汁を発酵させてつくられるお酢。
深みのある味。ぶどう由来のポリフェノー
ルも含まれている。

飲料としても調味料としても身近な酢は、味噌や麹、納豆と同じ発酵食品に該当する。発酵すると微生物のはたらきにより、素材から新たな栄養素が生み出される。この新たな栄養素は腸内環境を整え免疫力を高めるものが多い。酢には麹菌、酵母菌、乳酸菌、酢酸菌が含まれている。

デザイナーズフーズに登場する野菜で血管拡張・血流改善

血流の流れをよくするのが、第7の栄養素として紹介したフィトケミカルです。特にフィトケミカルの一種であるイオウ化合物は、血小板が凝集するのを防ぎ、血管を拡張するはたらきがあります。イオン化合物はにんにくや玉ねぎ、ネギ、わさびなどに含まれています。これらの野菜の独特の辛味や臭みが、イオン化合物です。イオン化合物はさらに細かく分類されます。なかでも、玉ねぎやにんにくに含まれるアリシンは悪玉コレステロールの代謝を促すため、動脈硬化や心筋梗塞を防ぐ効果が期待できる栄養素です。フィトケミカルはもともと外的から身を守るために生まれた栄養素です。そのままでは辛味や臭みは出ませんが、切断し酸素に触れたときに反応し発生する栄養素です。がん予防にもよいとされるデザイナーズフーズには、このイオウ化合物が含まれた食材が多く紹介されているので、献立の参考に活用してみましょう。

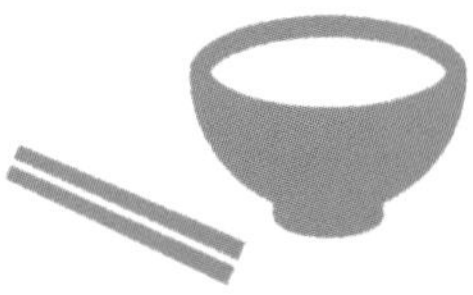

デザイナーフーズを摂ろう

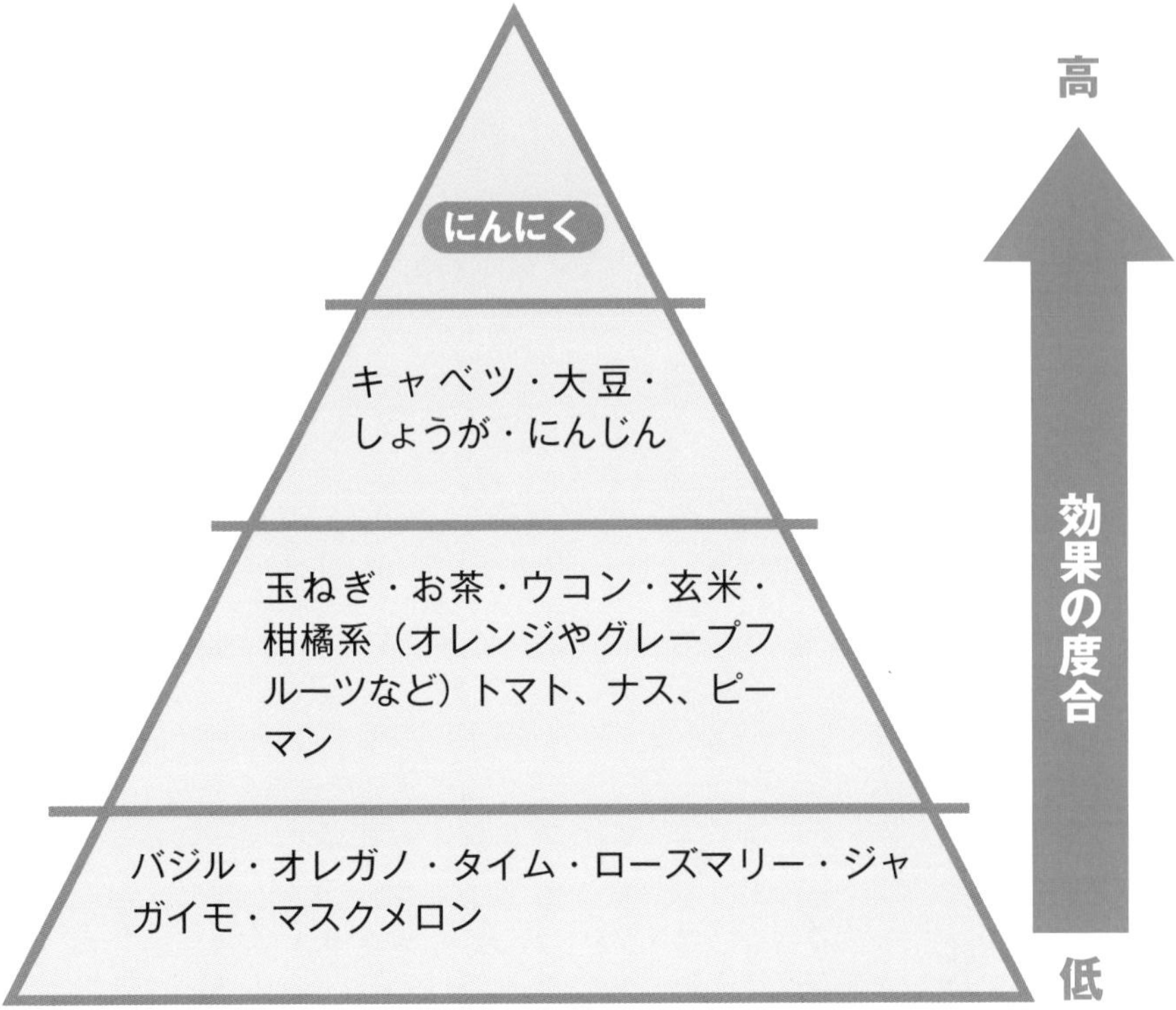

デザイナーズフーズにはイオウ化合物が含まれた食材が多く含まれている。なかでもにんにくはトップに位置する。イオウ化合物は過熱に弱い食材が多いためそのままサラダとして食べるか、薬味代わりに使用することがおすすめ。加熱するときは使う油に気を付けて、油と一緒に炒めることで栄養素を膜で包み壊さない。

亜鉛を含む食材で血管壁を丈夫に

血流の流れをスムーズにするために、亜鉛も欠かせない栄養素です。ミネラルの一種である亜鉛は、傷の治りを早くするはたらきがあり、血管壁が破損したときに修復する力を持ちます。亜鉛が不足すると傷が治りにくくなる、貧血になる、といった症状が見られるようになります。悪玉コレステロールの付着も防ぐので、しっかり摂りましょう。亜鉛を含む身近な食材が「魚」です。魚の身よりも、皮のほうに亜鉛がたくさん含まれています。また、レバーやホタテ、牡蠣などにも豊富に含まれています。これらは調理が難しいものや手に入りづらいものの印象もありますが、魚の皮なら手軽に摂れます。魚を食べるときは、クエン酸やビタミンCが含まれた食材と併せて食べましょう。大根おろしやポン酢、スダチなどの薬味を使うことで、砂糖や塩といった調味料の使用を控えることで健康寿命を延ばすことができます。

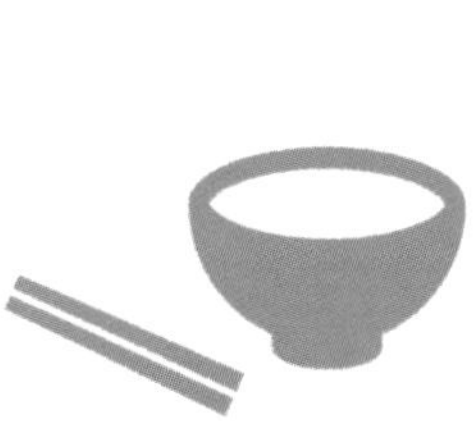

亜鉛を含む食材一覧

魚介類

カキ
うなぎ蒲焼き
カタクチイワシ
しらす干し
たらこ
しじみ
ホタテ
サバ味イワシ

種実類

アーモンド
落花生
カボチャの種
カシューナッツ
ゴマ

藻類

ワカメ
のり

乳製品

チーズ
卵（卵黄）

豆類

納豆
もめん豆腐
油揚げ

乳製品

大葉
切り干し大根
枝豆
たけのこ

肉類

牛肉赤身
鶏肉
豚レバー

その他

ココア
しいたけ
抹茶

亜鉛は摂りすぎよりも不足することが多いため、豆類や種実、魚介類から積極的に摂るように心がけよう。摂り過ぎると吐き気や下痢、頭痛などの症状が出るようになる。摂りすぎることは滅多にないが、牡蠣など特定の食材を多く食べるときは注意して食べよう。不足すると味覚障害といった症状が出る。食事をおいしいと感じるためにも亜鉛不足は避けよう。

血管を若返らせる
良質な脂「EPA」

血流改善といえば第2章の脳でも登場した「EPA（エイコサペンタエン酸）」も重要です。アジ、イワシ、サバなどの青魚に含まれるEPAは、塩分や脂質の摂り過ぎによる悪玉コレステロールによって作られた血管プラーク内に入り込み、プラークのかさを減らし血流の流れをスムーズにしてくれます。血流の流れがよくなることで高脂血症を予防し、血栓をつくることを防ぎます。60代では男性で1日2100㎎、女性で1900㎎必要といわれています。過剰摂取は控え、毎日1食など、決まったペースで摂取しましょう。EPAは不飽和脂肪酸、つまり、油に含まれる栄養素です。焼き網などで焼くと油が落ちてしまいます。フライパンで焼くときも過度に油を吸い取ることはせず、そのまま食べましょう。青魚がどうしても苦手、という方は卵を摂りましょう。青魚には劣りますが、EPAを摂ることができます。

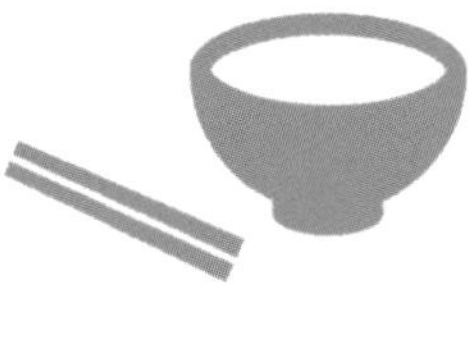

EPAのはたらき

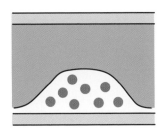

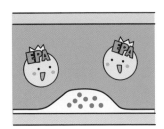

EPAは血管内でつくられた血管プラーク内に入り込み、プラークのかさを減らしていく。かさを減らすことで血流の流れがよくなり、動脈硬化を予防し、生活習慣病のリスクを下げる効果がある。

	DHA	EPA
さんま	2200mg	1500mg
まさば	970mg	690mg
まあじ	570mg	300mg
あなご	550mg	560mg
くろまぐろ（赤身）	120mg	27mg
あゆ（天然）	58mg	89mg
まだら	42mg	24mg

DHA・EPAは青魚に多く含まれている。

水溶性食物繊維で血糖値を抑える

食事を手軽に済まそう、とファストフードや炭水化物だけの食事などを続けていると、脂質異常症や糖尿病などを引き起こします。いつのまにか血管にプラークがたまり、悪玉コレステロールが増えていた、なんてことになりかねません。必要な栄養素をとるためにも「ばっかり食べ」を避け定食のようなバランスのよい食事を意識することが大切です。魚の脂質や調味料の酢、薬味に使えるフィトケミカルについて紹介しましたが、食物繊維も血糖値を抑えることで、血管へのダメージも軽減してくれるはたらきをします。不足しがちといわれている野菜を、意識して摂るようにしましょう。なかでも水溶性食物繊維の海藻・きのこ・野菜は食後の血糖値を抑えるだけでなく、コレステロールを体外に排出してくれるはたらきがあります。肉や魚と一緒に調理したり、汁ものに入れるなどしてほかの食材と一緒に血管の老化を防ぎましょう。

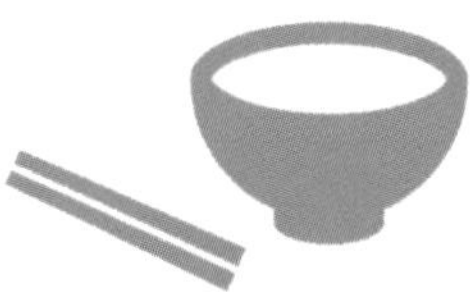

水溶性食物繊維や野菜は工夫しよう

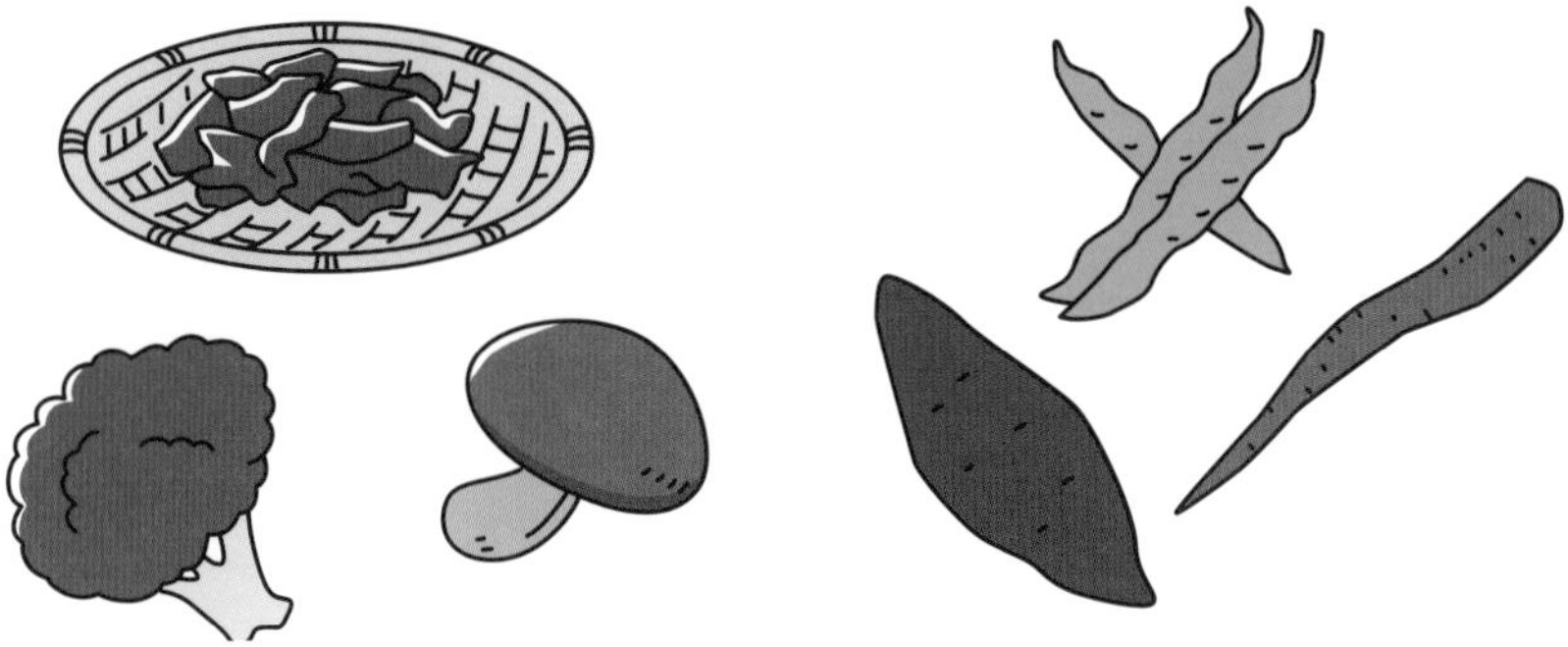

水溶性食物繊維は、血糖値の上昇を抑え腸内で機能的細菌のエサになる。水溶性食物繊維は水で溶けだしてしまうため、汁物にして汁ごと食べる、蒸して食べるなど工夫して摂る。

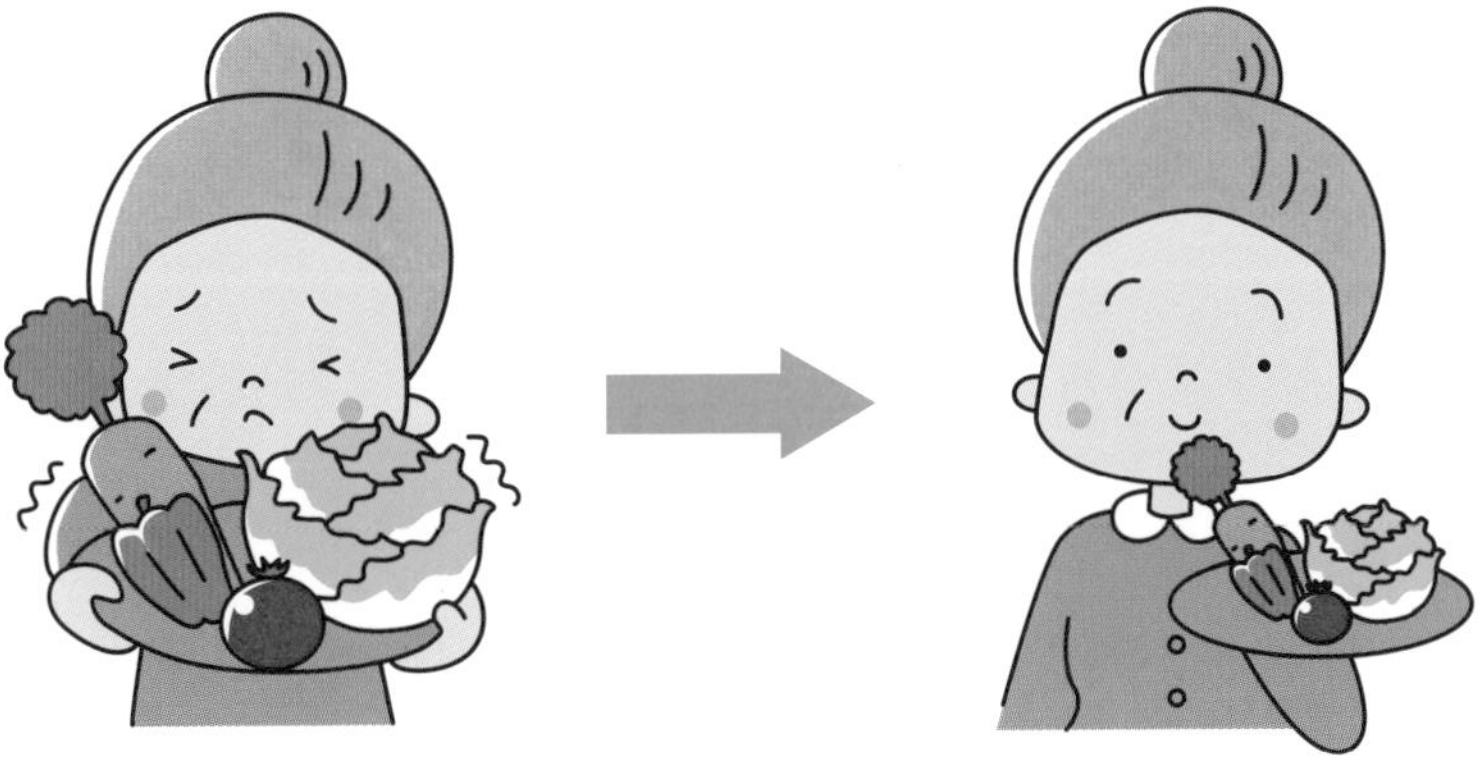

野菜は、生で食べようとするとかさが多く食べづらい。調理することでかさが減り、食べやすくなるほか、ほかの野菜や発酵調味料と合わせることで余分な塩分を使わずに食べることができる。

脱食卓塩で適塩生活

健康寿命を延ばすために、ミネラルは欠かせません。ミネラルの補給源として「塩」がありますが、適切な塩、つまり「適塩」を選ばなければ高血圧や胃がんの発症リスクを高めてしまいます。家庭でよく使われているのが精製塩の食卓塩です。しかし食卓塩には、塩化ナトリウムしか含まれていません。一方、天然塩の場合、カリウム、マグネシウム、カルシウムなどナトリウム以外のミネラルも豊富に含まれています。料理をするときは、食卓塩は避け、天然塩を使いましょう。塩は、海水塩、岩塩、湖塩に分けられます。それぞれ味や成分が異なりますので、自分に合ったものを選びましょう。また、隠れ塩分にも注意です。醤油や味噌、顆粒スープにも塩分は含まれているので、塩分を意識して使いましょう。

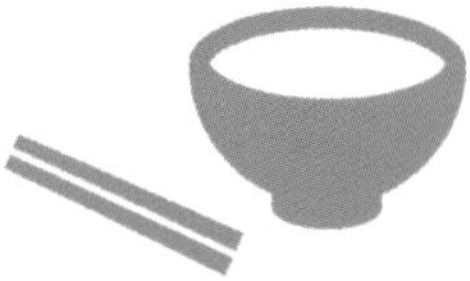

精製塩と天然塩の成分表

ミネラルの一日摂取量基準（成人男性対象）

	ナトリウム（mg）	カリウム（mg）	カルシウム（mg）	マグネシウム（mg）
一日の基準値	8	3000	700	350
食卓塩（精製塩）	8	0.08	0.06	0.02
伯方の塩（再製加工塩）	8	185	185	25
雪塩（天日塩）	8	230	165	745
栗國の塩（天日塩）	8	55	95	165
海の精（天日塩）	8	55	95	165
ぬちまーす（逆浸透膜）	8	315	120	1000

精製塩と天然塩の違い

精製塩と天然塩はナトリウムの量は同じだが、それ以外のミネラルにちがいがある。精製塩の場合、ほとんどのミネラルが失われている。精製塩を摂取することは、ナトリウムのみの摂取となり、ほかのミネラルが不足していることになる。調理するときに使う塩は、天然塩から選び、ミネラル不足を防ごう。天然塩は海から取れるほか、岩塩などもあるピンク色の岩塩は鉄分が豊富。様々な天然塩を使ってみよう。

減塩は健康によいのか？

血管に関する病気のひとつに高血圧があります。高血圧の原因として塩分の過剰摂取が指摘されていますが、必ずしも減塩が正解とは限らないのです。現代ではさまざまな加工品やジャンクフードなど、塩分が多く含まれている食材が増えています。これらの食品の摂取を続けていると、食品添加物の過剰摂取になるので高血圧の原因の１つになります。また、複数のミネラルが含まれた天然塩でなく、ほとんどがナトリウムでできている食卓塩も、ナトリウムの過剰摂取を引き起こす要因になります。つまり、バランスのよい食生活をしていれば、減塩する必要がないのです。高血圧は、一次高血圧と二次高血圧に分かれます。一次高血圧ははっきりとした原因がなく、減塩しても効果がない場合も確認されています。二次高血圧は原因がはっきりしていますが、これも減塩が必ずしも効果があるわけではありません。塩分以外でも、過剰摂取は老化を進めてしまいます。適切な量を摂りましょう。

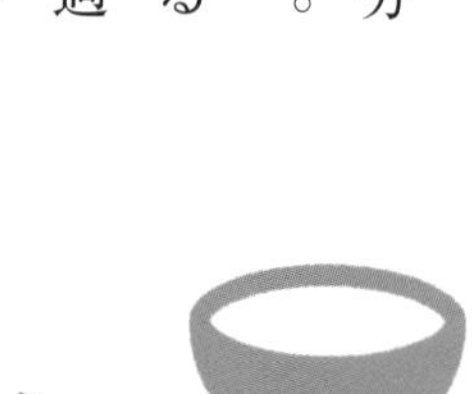

一次性高血圧（本態性高血圧）と二次性高血圧

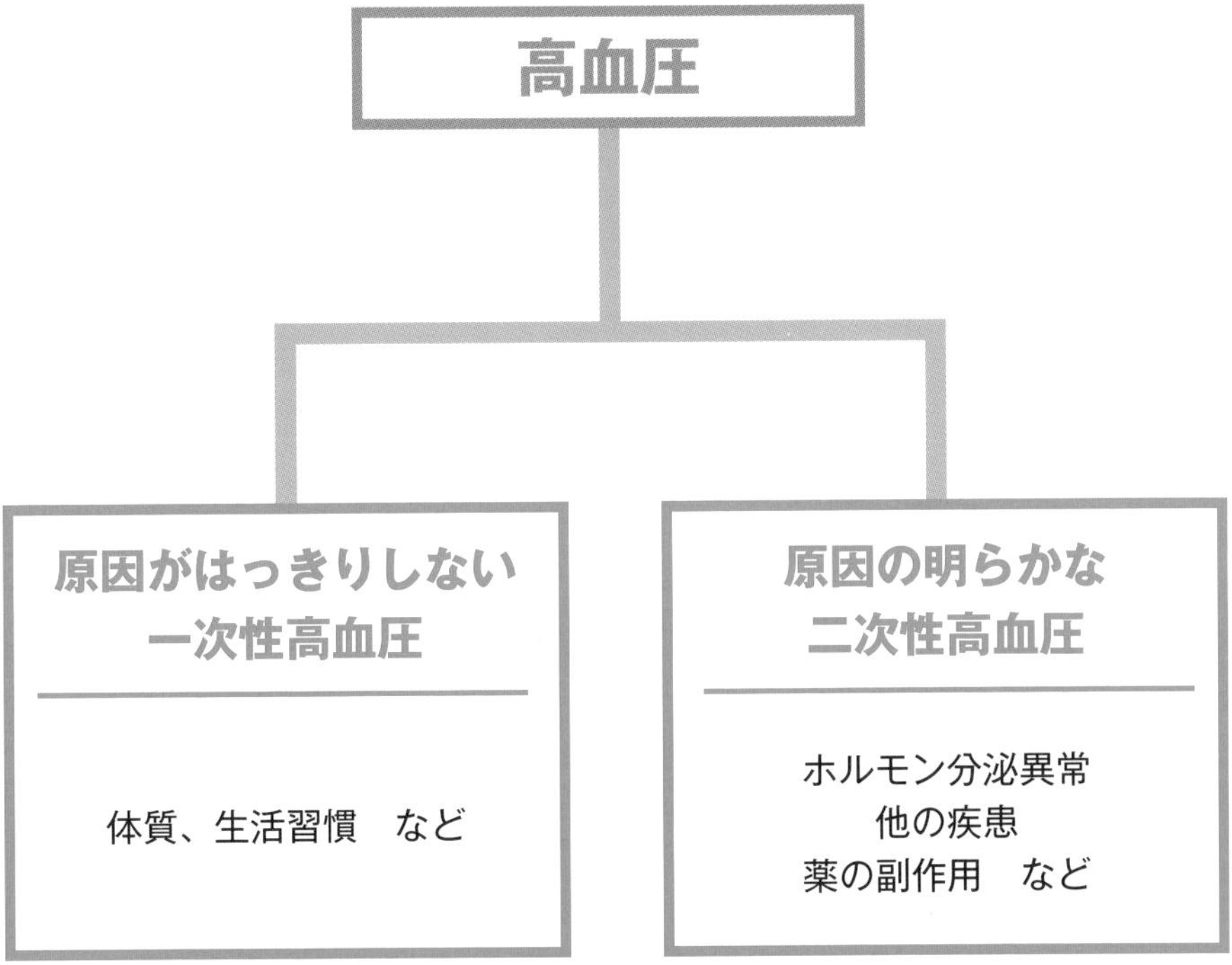

一次性高血圧と二次性高血圧

一次性高血圧は原因がわかっておらず、肥満や喫煙、ストレスのほか、もともと高血圧になりやすい体質の人もいる。直接的な治療ができない。二次性高血圧は、薬の副作用や腎臓疾患、ホルモンバランスの乱れなど原因が特定できるため、治療が可能。いずれの場合も、塩分を減らせば必ず高血圧を防げるというわけではない。ただし、日頃から塩分の過剰摂取を控えておくことで二次性高血圧を防ぐことができる。二次性高血圧に至らないためにも、塩分の多い食事は避けよう。

血管を意識した献立

焼いたさんまと大根おろし
ごぼう、にんじん、こんにゃくが入った煮物
海藻サラダ
豆腐とわかめの味噌汁
ごはん
キウイ

さんまは大根おろしと合わせて、ＥＰＡとクエン酸・ビタミンＣを摂取できる。
海藻、ごぼうやこんにゃくから水溶性食物繊維もしっかりと。
水溶性食物繊維やビタミンＣが豊富、かつ糖質が少なめなキウイをデザートに添えた。

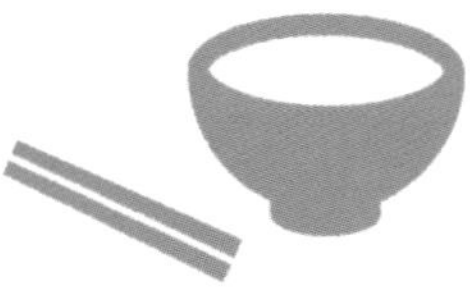

第5章

腎臓に
やさしい食べ方

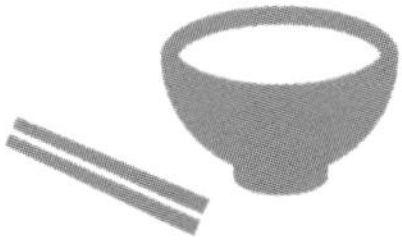

腎臓の役割はからだを正常な状態に保つこと

腎臓は体内環境を整える機能を持ちます。血液をろ過し、ナトリウム、カリウム、カルシウム、リンなどの必要な栄養素を取り込み、不要な栄養素を尿として体外へ排出します。腎臓のはたらきをスムーズにするには、血流の流れを安定させることが重要です。血管プラークの増殖により血流の流れが悪くなると、レニンという酵素が血圧を上昇させ高血圧の原因になります。また、腎硬化症になり慢性腎不全を引き起こす危険性が高まります。ほかにも、尿毒症や夜間尿といった症状が現れ、最終的に人工透析を必要とすることになりかねません。腎臓は血液をろ過するだけはありません。赤血球をつくるために必要なエリスロポエチンを分泌します。腎臓のはたらきが弱まるとエリスロポエチンをつくり出せず赤血球が減り貧血を起こしやすくなります。健康寿命を縮めないためにも、腎臓の老化を防ぎましょう。

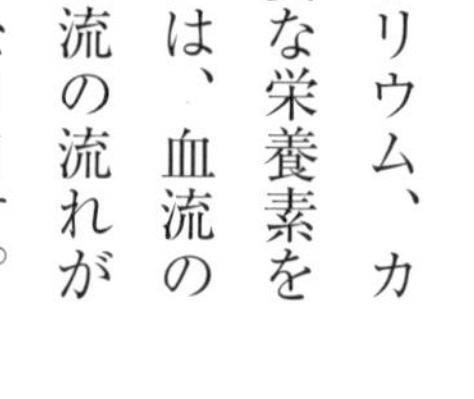

腎機能低下チェック表

慢性腎臓病（CKD）ステージ	ステージ1・2	ステージ3	ステージ4	ステージ5
推算糸球体ろ過量（GFR）ml/分/1.73㎡	90以上	59～30	29～15	15未満
腎臓の働き	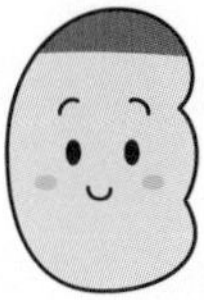	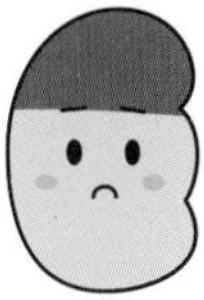	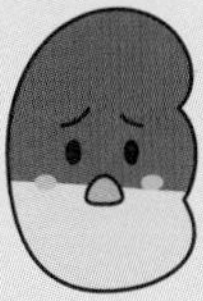	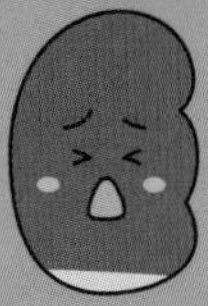
重症度	正常	中等度低下	高度低下	末期腎不全
症状	・自覚症状なし ・タンパク尿が出る ・血尿が出る	・夜間に何度もトイレに行く ・血圧が上がる ・貧血	・疲れやすい ・むくみが出る	・食欲低下 ・吐き気がする ・尿量が減る
治療法		生活改善 食事・薬物療法	透析・移植の検討	透析・移植の検討

出典：
監修：順天堂大学名誉教授、（医社）松和会　理事長　富野　康日己　先生
大阪公立大学名誉教授、（社）生長会府中病院 腎・血液浄化研究センター
センター長 仲谷 達也 先生

タンパク質は体内から毒素を排出するためにも重要

腎臓の健康を保つには、毒素を取り込まないことが大切です。そのためにもバランスの摂れた食事は大切です。3大栄養素のひとつであるタンパク質は、必要な栄養素のほかに尿素窒素などの毒素も発生させます。この毒素を尿として体外に出すのが腎臓です。タンパク質は、植物性タンパク質と動物性タンパク質、どちらも偏らずに摂っていれば腎臓に負担はかかりません。ただ、タンパク質は主菜として食べることが多く、間食でも食べると摂り過ぎになることがあります。体内でのタンパク質の量が増えると、ろ過機能を持つ糸球体のはたらきが悪くなり、尿にタンパク質が含まれる「タンパク尿」が出てしまいます。タンパク尿は慢性腎臓病で見られる症状です。腎臓に負荷をかけないためにも、タンパク質の量を調整しましょう。

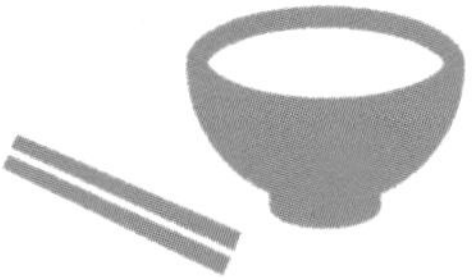

タンパク質をろ過する糸球体

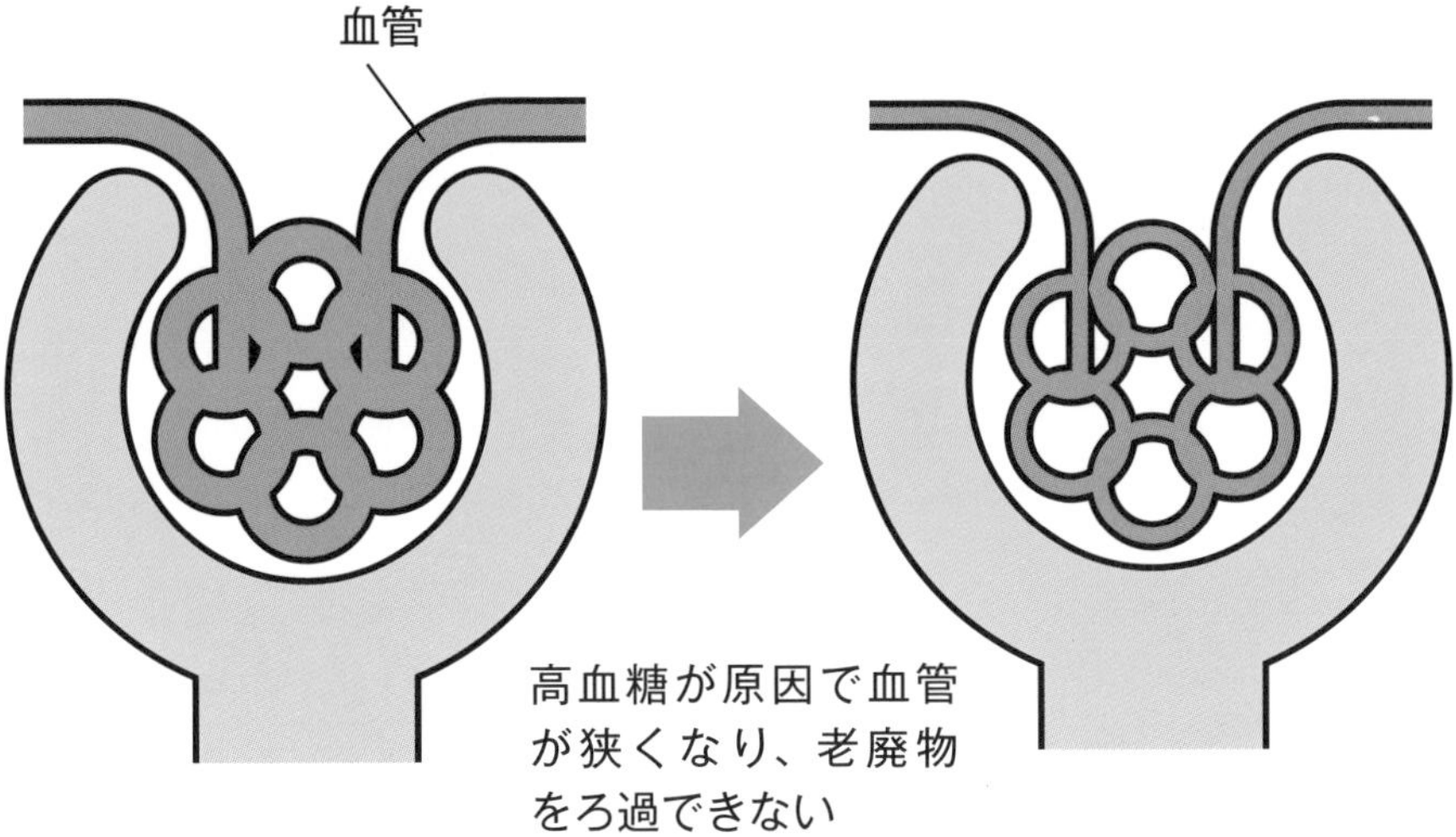
血管
高血糖が原因で血管が狭くなり、老廃物をろ過できない

糸九体とは？

血液をろ過するフィルターの役目を果たしている「糸球体」。腎臓の中にある糸玉のような毛細血の塊で、左右それぞれ約100万個ずつ存在している。腎臓に入ってきた血液にはタンパク質のほか、老廃物も含まれる。糸球体がろ過することで栄養を吸収し、残りは尿として排出する。タンパク質を摂り過ぎるとこのフィルターの機能が弱まり、タンパク尿が排出されてしまう。バランスよく栄養を摂るために、魚肉卵などを偏らずに食べることが大切だが、量に注意しよう。卵を半分にする、魚をひと切れにする、など工夫して摂り過ぎないように工夫する。

タンパク質とリンの関係

腎臓は、タンパク質が発生する毒素を尿として排出するはたらきがあります。タンパク質１ｇに対し、15㎎のリンが含まれています。リンは、カルシウムと結びつき骨や歯をつくるなど、必要なミネラルです。腎臓はリンの排泄と吸収を行い体内のリンの量を一定に保っていますが、タンパク質の摂り過ぎなどで腎臓の機能が低下すると、リンの排出がうまくいかず、血液中にリンが溜まってしまうのです。溜まったリンはカルシウムを血液中に溶かしてしまいます。リンは、肉や魚などのタンパク質に含まれるほか、さまざまな加工品や嗜好品にも含まれています。ハムやソーセージなどの加工肉にもリンは含まれているので、肉を摂るときは加工されていない肉を選ぶことをおすすめします。特に間食を楽しんでいる方は、リンの含有量が多い食品をチェックして食生活の改善をはじめることが、健康寿命を延ばす一歩になります。

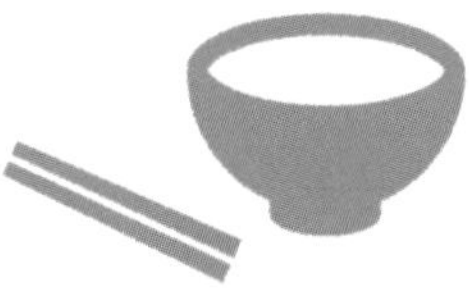

リンの含有量が多い食品

主食	玄米 130mg、ライ麦パン 130mg
甲殻類、貝類	あまえび 240mg、たらばがに 220mg
魚卵	いくら 530mg、たらこ 390mg
干物	干しえび 990mg、 しらす干し 470mg、
野菜	とうもろこし 100mg
豆類、魚類	きな粉 660mg、がんもどき200mg、 かつお油漬け、160mg
おやつなど	チョコレート240mg、 スポンジケーキ 110mg
ナッツ類	アーモンド 460mg、 ごま 540mg

加工食品や間食に登場する食品に、リンは多く含まれている。これらの食材は隠れ塩分が多いため、知らずに過剰摂取していることがある。リンは、ふだんの食事で摂取できる栄養素なので、間食を控えることでリンの過剰摂取を抑えることができる。

塩分をからだの外に排出する
カリウムには注意

塩分を摂ったとき、体内で調整するはたらきをする栄養素がカリウムです。カリウムはナトリウムの量を調整し、血圧を一定の状態に保ちます。カリウムは、摂り過ぎても排出されるため、過剰摂取の心配はありません。しかし、腎臓の機能が低下すると、余分なカリウムを排出することができなくなり、血液中のカリウム濃度が高くなる高カリウム血症になります。軽い場合は目立った症状がみられませんが、重度になると不整脈を起こすなど、命の危険がある病気です。高カリウム血症にならないためには、腎臓の機能を低下させないことが大切です。タンパク質やリンの過剰摂取を控える、ジャンクフードなどで過度な塩分を摂らないなど、毒となる食生活を控えましょう。腎臓は機能が低下してもすぐに症状が現れません。肝臓とともに「沈黙の臓器」と呼ばれます。気づいてからでは遅いことを肝に銘じておきましょう。

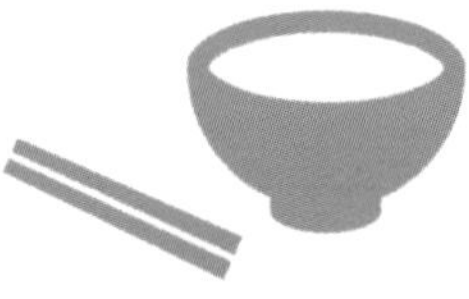

カリウムを多く含む食材

いも類

サトイモ 640mg
ヤマトイモ 590mg
サツマイモ 470mg
ナガイモ 430mg
ジャガイモ 410mg

豆類・ナッツ類

アーモンド・落花生 770mg
納豆 660mg
ゆで大豆 570mg
ゆであずき 460mg

果実類

アボカド 720mg
バナナ 360mg
メロン 350mg
キウイフルーツ 290mg

野菜類

ほうれん草 690mg
小松菜 500mg
かぼちゃ 450mg
カリフラワー 410mg
ブロッコリー 360mg

魚類・肉類

まだい 440mg
かつお 430mg
鮭・ぶり 380mg
あじ 370mg
豚ひれ肉 410mg
※牛もも肉（輸入）・鶏むね肉（皮なし）350mg
鶏もも肉（皮なし）・※豚ロース肉 340mg
※牛かた肉
※皮下脂肪なし

可食部100gあたりのカリウム含有量

カリウムは、健康な状態だと過剰摂取しても尿として排出される。しかし腎臓機能が低下すると、カリウムの排出がうまくいかなくなるため、制限が必要になる。健康なときは、制限するよりも、不足していないかに注意して、食生活を整えよう。ジャンクフードを間食にしているのであれば、アーモンドに変える、バナナを食べる、さつまいもを食べるなどで高カリウム血症を防ぐことができる。

1日2Lが目安 大切な水分補給

腎臓は、体内の水分量を調節するはたらきがあります。余分な水分は尿として毒素とともに排出します。ところで、あなたは1日何回、トイレに行っていますか。1回という人は、水分不足かもしれません。水分が不足すると尿の排出がうまくいかず、毒素を溜め込んでしまいます。

水分をしっかり摂り、1日7～8回の排尿を目指しましょう。食材に含まれる水分も含めて、水分は1日2L摂ったほうがいいといわれています。このうち、飲料水としての目安は1.5Lです。就寝中も汗をかいて水分は失われているため、朝起きたらまずコップ1杯の水か白湯を飲みましょう。水分といっても清涼飲料水などには注意が必要です。カフェオレや味付けされた天然水などは糖分が多く含まれています。お酒も、水分ではありますが、飲み過ぎは体を乾燥させ、内臓に負担をかけます。お酒は2～3杯程度に抑えておきましょう。

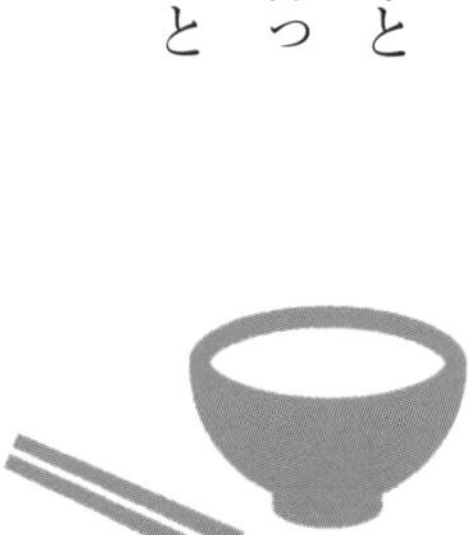

毒を溜め込まない飲み物で水分補給しよう

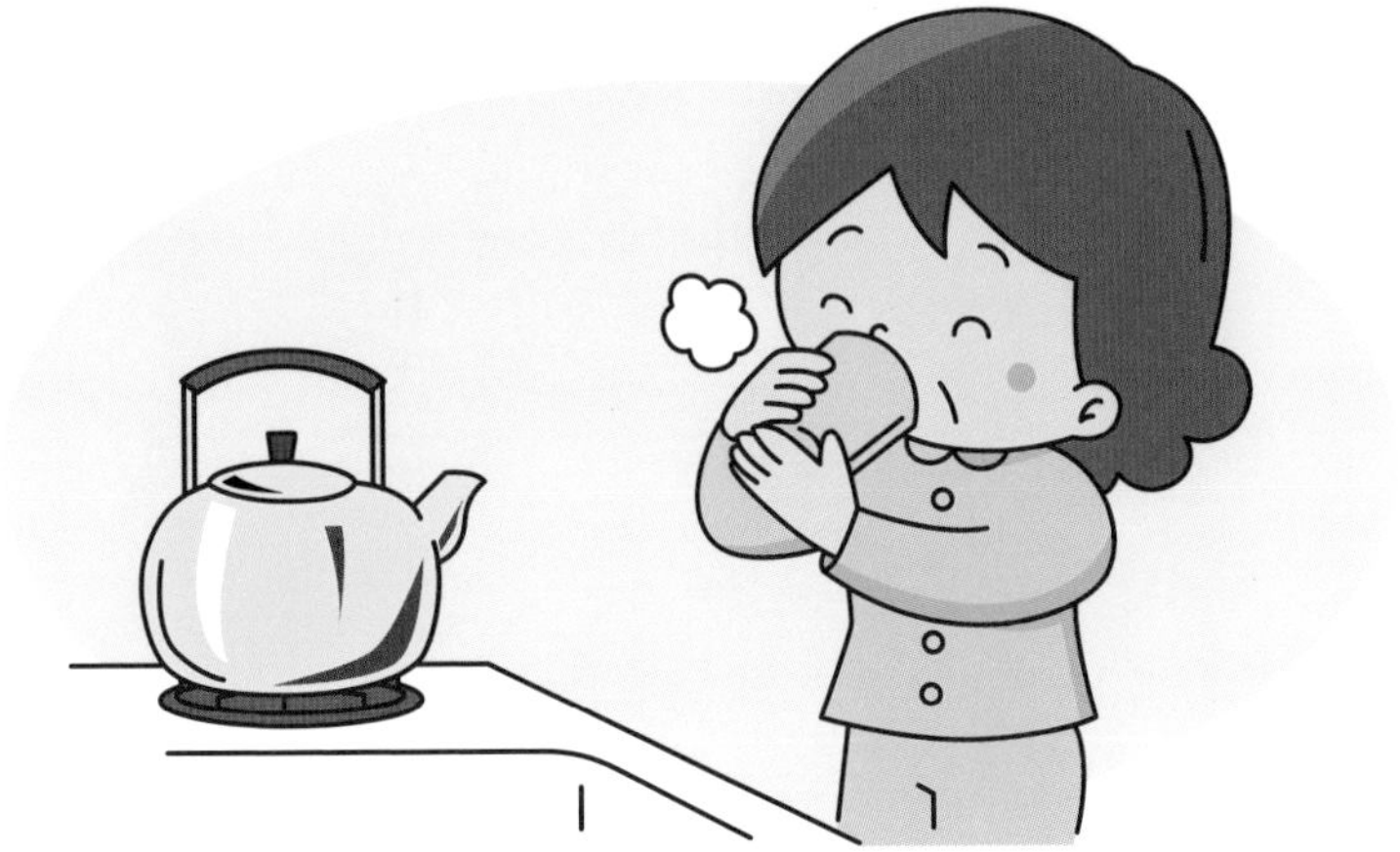

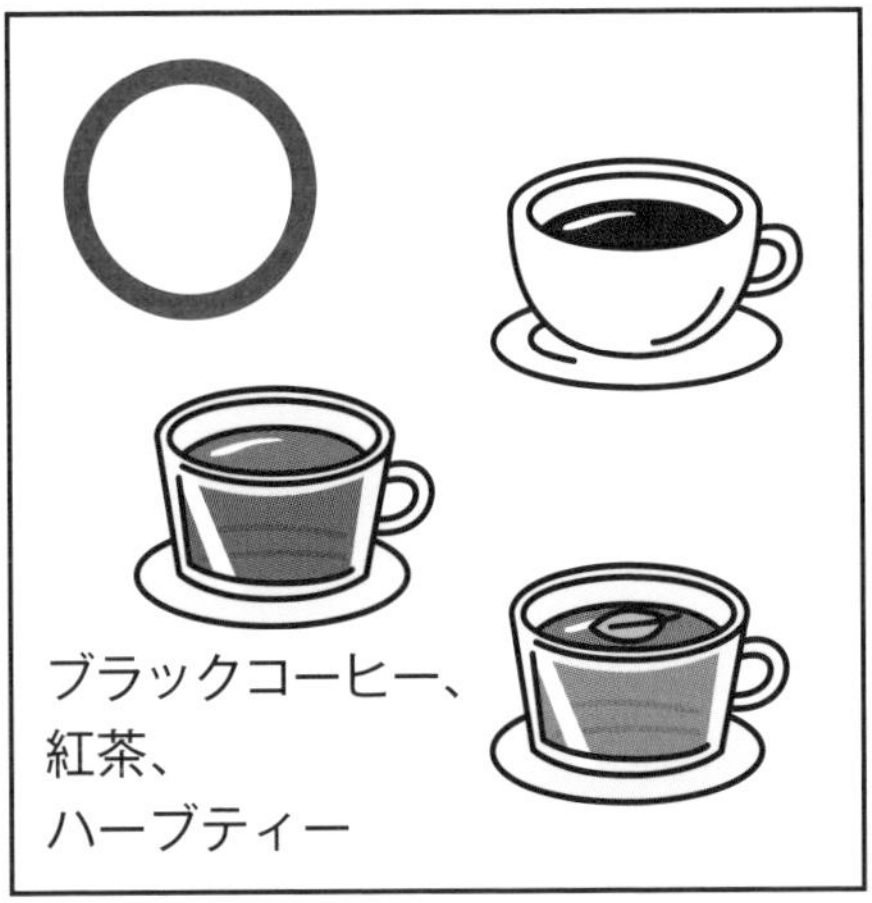
ブラックコーヒー、
紅茶、
ハーブティー

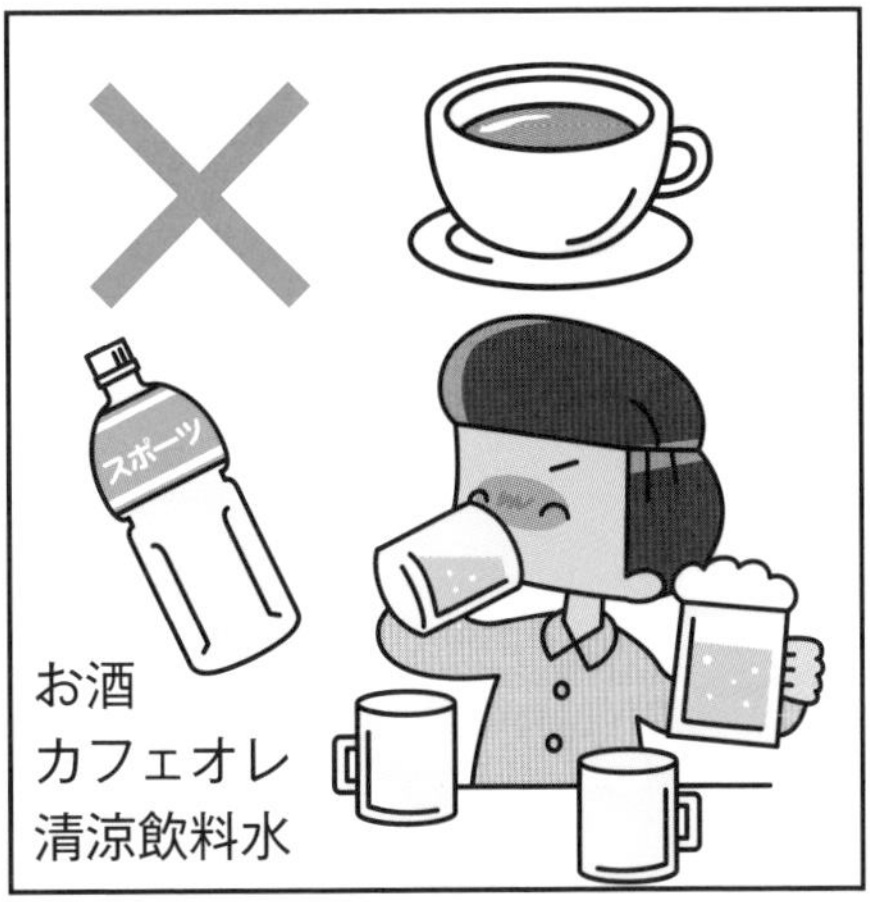
スポーツ
お酒
カフェオレ
清涼飲料水

おすすめの飲み物

朝起きたときに飲む白湯は、体内をあたためることができる。水のほかに、ミネラルが豊富な麦茶や、フィトケミカルが多く含まれる緑茶やフルーツティーなどは、健康寿命を延ばす飲み物。コーヒーは飲み過ぎると胃に負担がかかるため、ブラックを２杯程度。糖分の多いカフェオレや清涼飲料水は控えることが大切。

適塩とミネラルバランスを意識した献立

鶏もも肉のレモン煮
しいたけ、にんじんとごぼうのきんぴら
トマトスープ
ミックスビーンズのサラダ
ごはん

ミックスビーンズの植物性タンパク質、鶏もも肉の動物性タンパク質でバランス良くタンパク質を摂取する。レモン煮にすることでクエン酸の酸味を効かせ味を調整する。物足りないと思ったらコショウや薬味を使おう。

カリウムたっぷりのしいたけやにんじんで、過剰に摂取した糖分や塩分を追い出す。

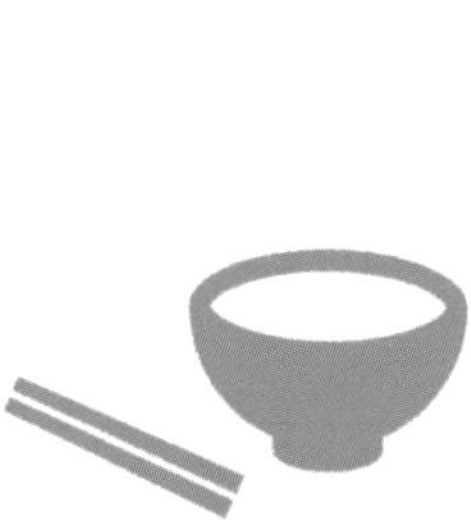

第６章

肝臓をいたわる食べ方

人体最大の臓器「肝臓」の3つのはたらき

「沈黙の臓器」という異名を持つ肝臓。肝臓に異変があってもすぐ症状として現れることがありません。お酒や甘いものを摂り過ぎても体の負担を感じず、健康に問題がないと感じる方も多いのが特徴です。肝臓には主に３つのはたらきがあります。ひとつめは「代謝」です。３大栄養素であるタンパク質、脂質、糖質をエネルギーに分解し、合成を促します。２つめは「解毒」です。アルコールなど、有毒な物質を体外に排出します。３つめは、胆汁の分泌です。肝臓でつくられた胆汁は胆のうに移動し、食事から得た脂肪を乳化し腸内へと排出されます。このときコレステロールも排出されますが、なにかの原因で結晶化すると、胆石になります。胆石は胆管炎、胆のう炎などの原因となります。有害物質を無毒化する肝臓を労わるためにも、アルコールや脂質、コレステロールの多い飲食は控えましょう。

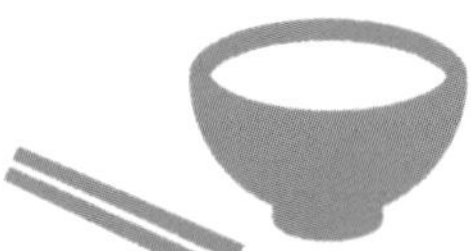

肝臓の3つのはたらき

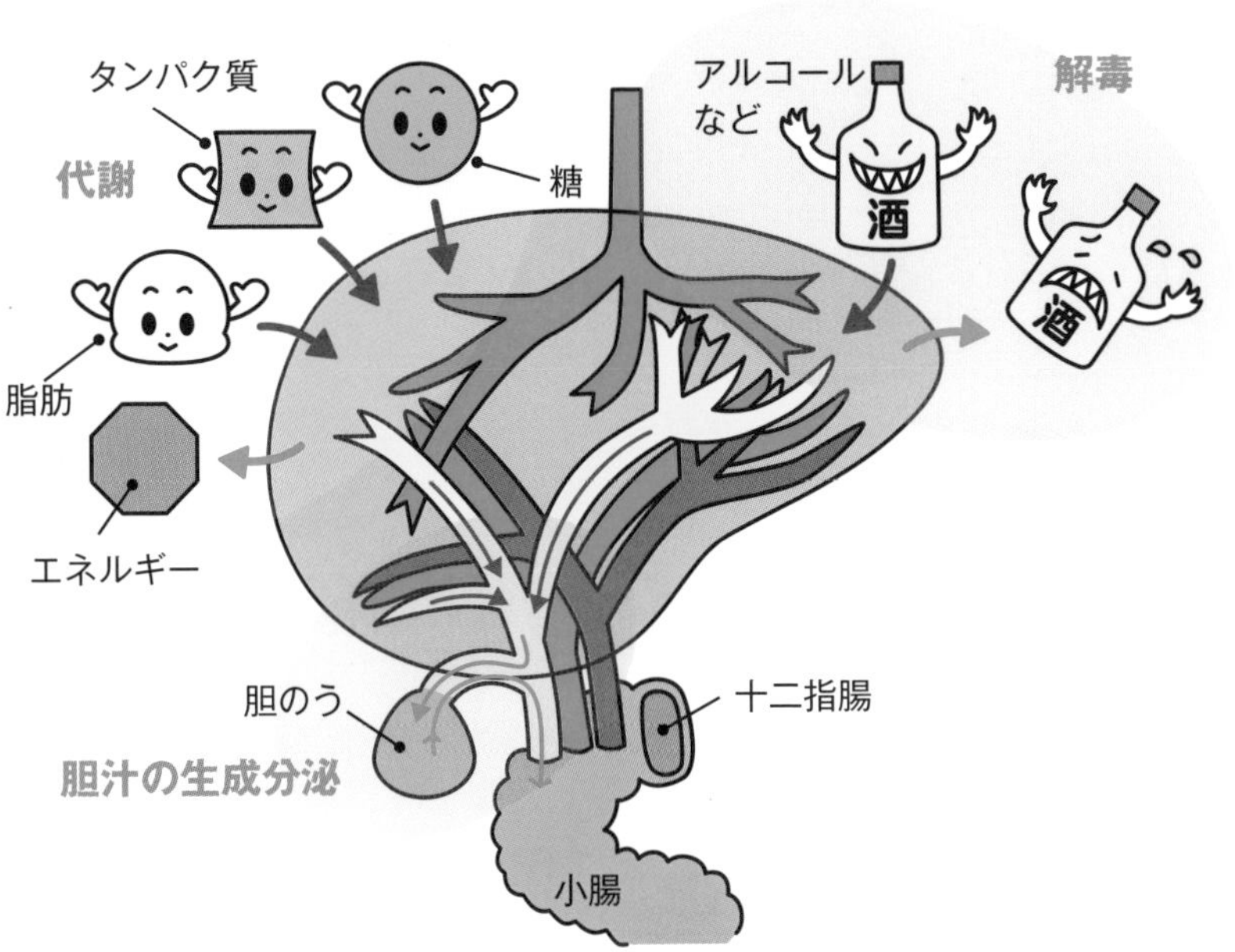

代　謝

糖代謝、タンパク質代謝、脂質代謝などを行っている。また、代謝だけでなく栄養素を貯蔵し、必要な時に体内に送り出すはたらきも持つ。

解　毒

タンパク質のアミノ酸を分解するときに生じるアンモニアやアルコールのアセトアルデヒドなどを解毒し、尿素として排出する。

胆汁の生成

黄褐色の汁で、肝臓内の不要な物質を排出するはたらきを持つ。肝臓でつくられた胆汁は胆のうで濃縮・貯蔵され、十二指腸に送り出し、胃から届いた消化物と混ざる。

糖質の摂取は ごはんなどの主食から

糖質を摂り過ぎると、体内で脂肪が蓄えられ、内臓脂肪になります。内臓脂肪を落とすために糖質制限ダイエットをはじめる方はめずらしくありません。糖質制限というと炭水化物を避けること、と捉えられがちですが主食を抜く食事は控えましょう。炭水化物は、糖質と食物繊維が合わさったものです。糖質を控えると、脂肪を燃焼させてケトン体が肝臓で合成されます。ケトン体は筋肉や脳に運ばれて、グルコースの代替エネルギー源として使われます。糖質と脂質のバランスを良くすることで体の代謝バランスを改善することが可能です。炭水化物を控えるのではなく、間食をチーズやナッツ類に変えるなど主食を変えない工夫をしましょう。肝臓の機能を低下させないためには3大栄養素のほかにビタミンとミネラルも大切です。海藻や果物などほかの食材も摂り入れてバランスよく食べましょう。

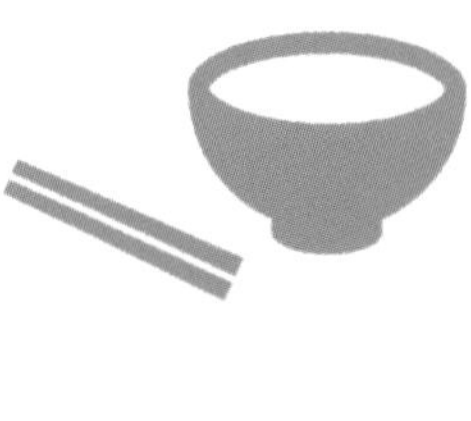

脂肪肝は肝硬変のリスクを高める

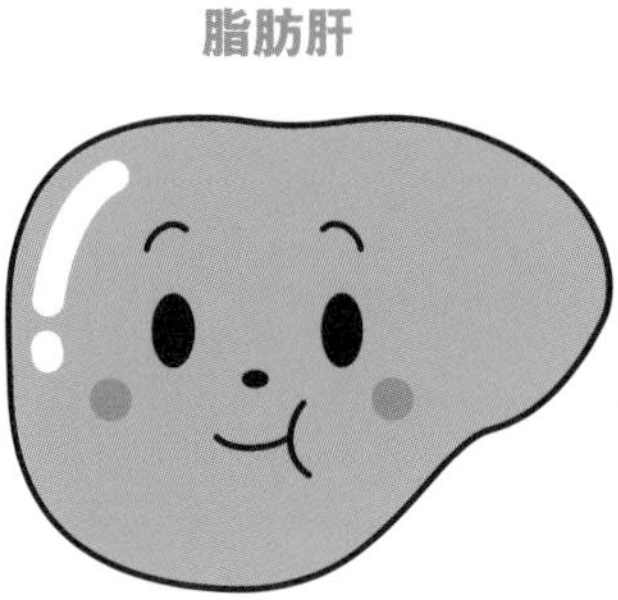
脂肪肝

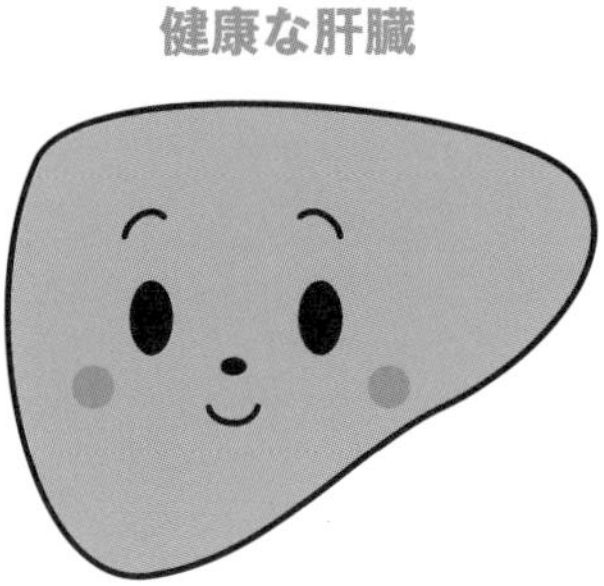
健康な肝臓

重度：中性脂肪が30％以上
中等度：中性脂肪が20～30％以上
軽度：中性脂肪が10～20％以上

お酒を飲んでいなくても肝硬変になるリスクがある。

糖分の摂り過ぎなどで起こる中性脂肪は、放置しておくと非アルコール性脂肪肝疾患から非アルコール性脂肪性肝炎になるリスクが上がる。

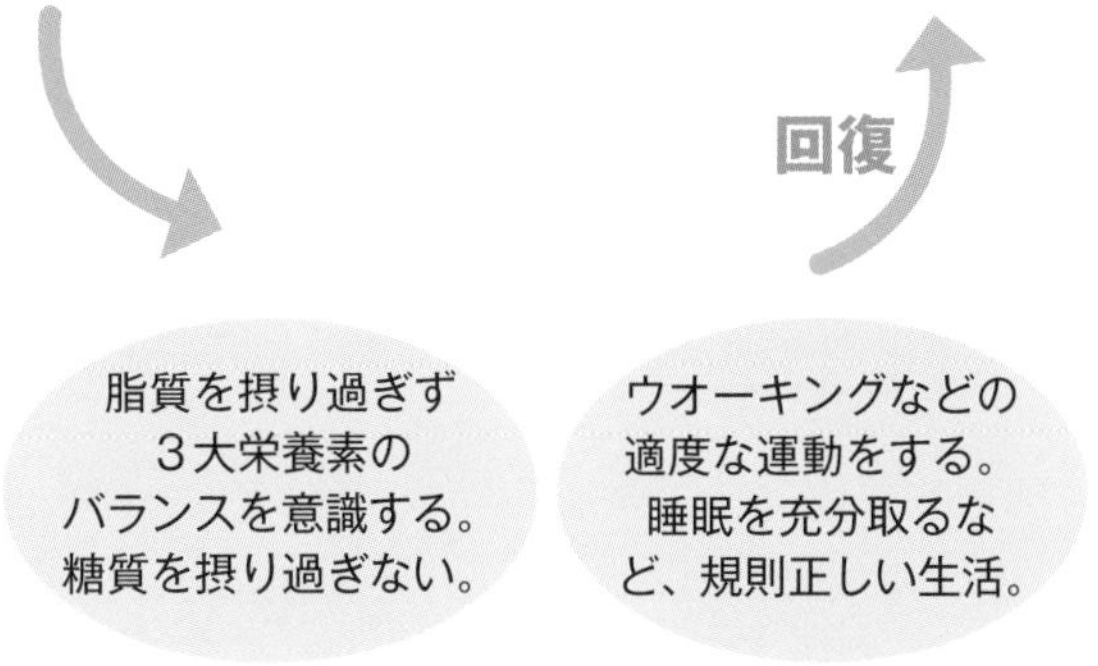
回復
脂質を摂り過ぎず
３大栄養素の
バランスを意識する。
糖質を摂り過ぎない。
ウオーキングなどの
適度な運動をする。
睡眠を充分取るなど、規則正しい生活。

脂肪肝から**肝硬変**

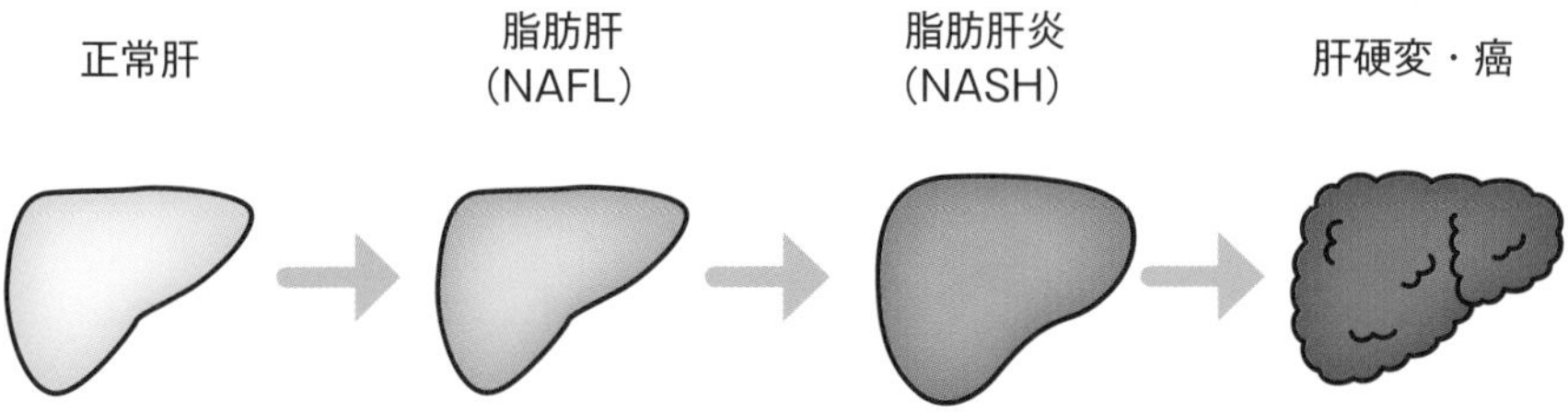
正常肝
脂肪肝
（NAFL）
脂肪肝炎
（NASH）
肝硬変・癌

脂肪肝は、栄養の偏りや運動不足、お酒の過剰摂取などにより起こる。脂質や糖質が肝臓に付着している状態を指す。脂肪肝はほうっておくと脂肪肝炎になり、肝硬変へと進行していく。自覚症状がないため、健康診断に行かないと気づかないことが多い病気でもある。

脂肪肝を予防する海藻ときのこ

脂肪肝は肝臓の内部に中性脂肪が増えてきた状態です。食べ過ぎや運動不足、糖分の摂り過ぎなどで引き起こされる病気ですが、予防するには水溶性食物繊維が豊富な海藻類が欠かせません。第４章で、水溶性食物繊維は食後の血糖値を抑え、コレステロールを体外に排出してくれるはたらきがあることを話しましたが、このコレステロールを排出するのに一役買っているのが肝臓です。肝臓はコレステロールから胆汁酸という消化液をつくり、脂肪の消化を助けます。ここに水溶性食物繊維が加わると、本来再吸収され肝臓に戻るはずの胆汁酸が、水溶性食物繊維に吸着され体外へ排出されます。再吸収されなかった代わりに、肝臓はふたたび新しいコレステロールを使い胆汁酸をつくります。これを繰り返すことでコレステロール値が下がるのです。きのこ類には、アルコールが変化したアセトアルデヒドを分解するビタミンＢ１が含まれています。

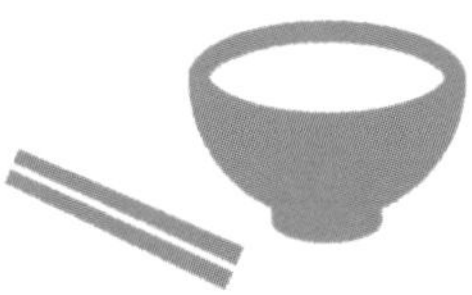

肝臓がコレステロールを排出する

水溶性食物繊維が血中コレステロールを低下させる仕組み

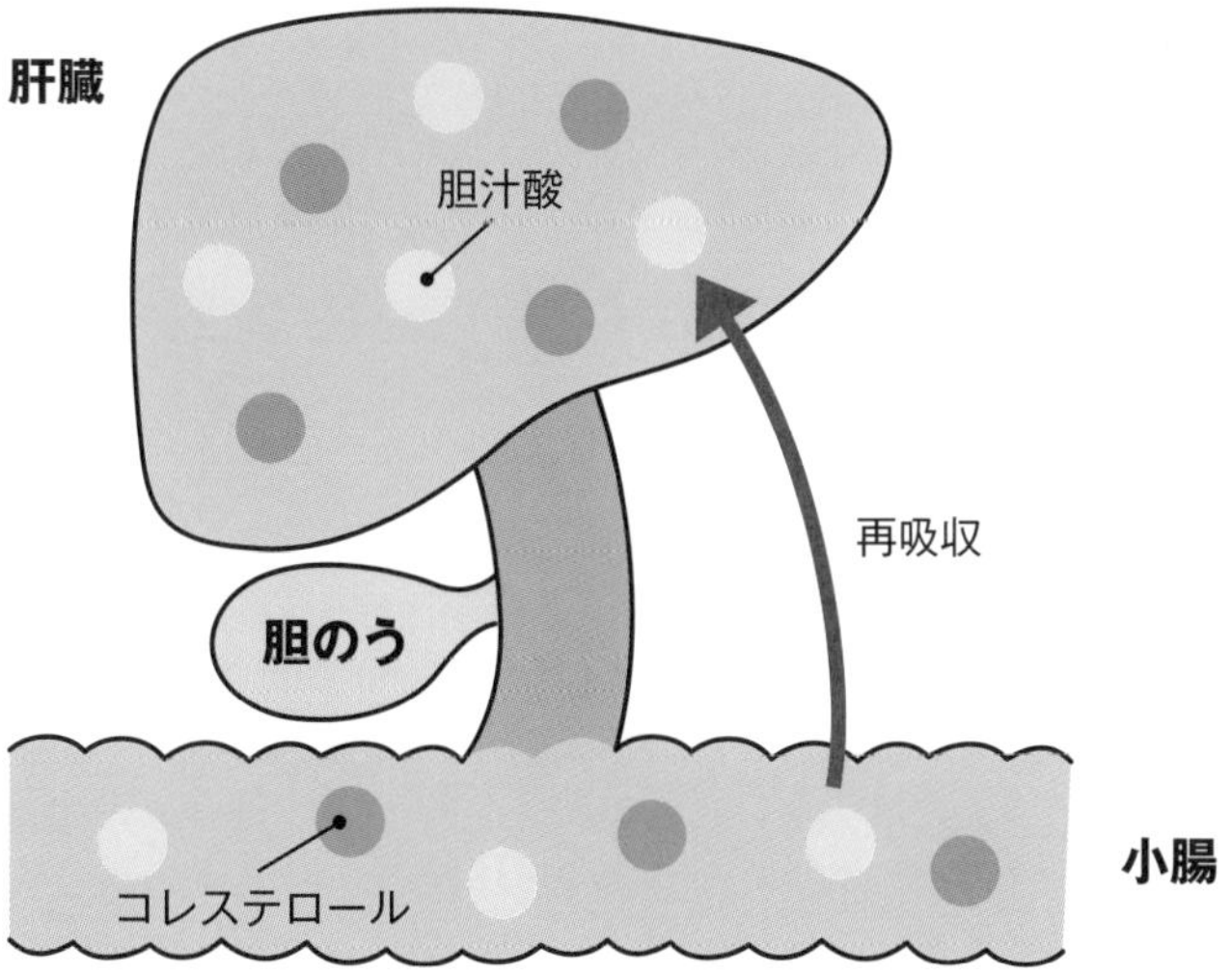

海藻やきのこなどの水溶性食物繊維はインスタント食品やおにぎりなどの糖質のみの食生活ではなかなか摂り入れることができない食材。また、揚げ物やおつまみ系が多い居酒屋でも出ないので、お酒をよく飲むなど、肝臓に負担をかけている生活をしている場合は意識的に摂っていくことが大切。

アルコールを飲んだ後の食事を工夫する

アセトアルデヒドを分解してくれるビタミンＢ１は、お酒と同時に摂取しても本来の効果は得られない。ビタミンＢ１だけではなく、アルコールは栄養の吸収を低下させるはたらきを持つ。お酒を飲んだら、翌日からきのこや海藻などを意識して肝臓を労わろう。

アルコールとの上手な付き合い方を考える

肝臓は、お酒に含まれるアルコールなどの有害物質を分解し、無毒化するはたらきを持ちます。体内に入ったアルコールは肝臓でアセトアルデヒドに変化します。アセトアルデヒドは酢酸に変わり、無毒化され体外へ排出されます。アルコールの摂取量が多いと無毒化できず、脂肪肝や慢性肝炎の症状を起こし肝硬変へと進めます。二日酔いは肝臓でアセトアルデヒドが消化しきれずに起こります。楽しくお酒を飲むためにも、休肝日を設けたり、１回の食事で飲む回数を決めるなど、ルールを設けましょう。お酒を飲むなら赤ワインがおすすめです。赤ワインはビールや日本酒よりも糖質が少ないのです。赤ワインにはレスベラトロールというポリフェノールの一種が含まれています。レスベラトロールは長寿遺伝子を活性化させ、記憶力の低下を抑えることがわかっています。飲み過ぎは禁物ですが、２～３杯など、たしなむ程度に楽しみましょう。

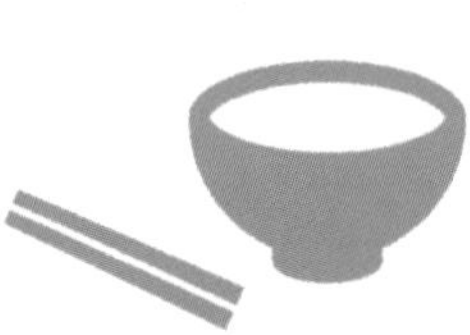

1日に飲めるアルコールの摂取量

国が推奨する1日あたりの飲酒量

適切な飲酒量（純アルコール量）は60g
※倍以上飲むと生活習慣病のリスクが上がる

お酒の種類によって飲める量は変わってくるは変わってくる

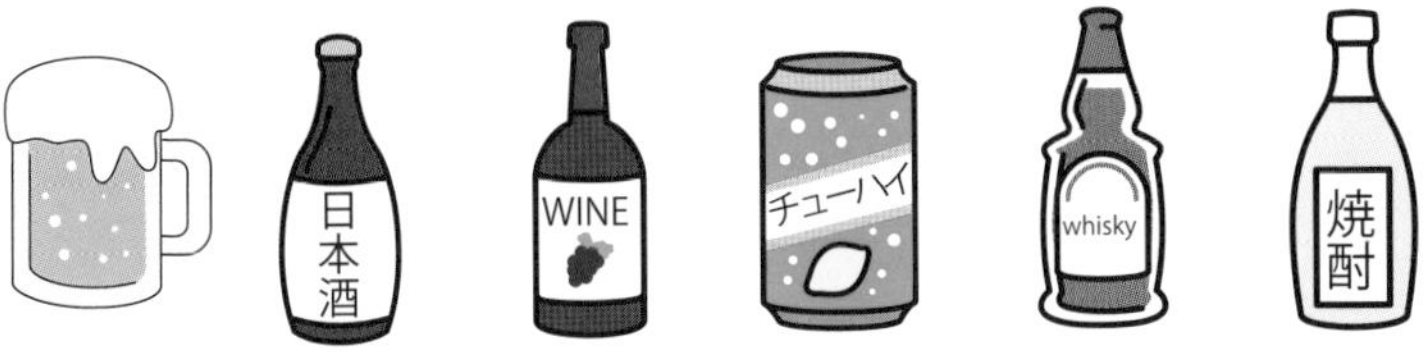

お酒の種類	ビール	日本酒	ワイン	チューハイ	ウイスキー	焼酎
アルコール度数	5度	15度	14度	7度	43度	25度
飲酒量	500ml	180ml	180ml	350ml	60ml	110ml

飲み過ぎには注意し、休刊日をつくろう

「百薬の長」とも呼ばれるように、少量を含む程度だとむしろ健康によいとされているが、飲み過ぎると肝臓だけではなく、脳にも悪影響を及ぼす。お酒を飲むときは、摂取量に気をつけよう。家で飲むとき、ワインや日本酒の場合はデカンタや徳利に移してはじめに飲む量を決めておくと飲み過ぎる心配がない。また、外で飲む必要がある場合は、周りからお酒を勧められても、飲み切るまで次を頼まないなど、自身で飲む量を確認できるようにしよう。また、一週間に1～2日は休肝日をつくり、肝臓を休ませることも大切。

高タンパク食品で肝細胞の修復を助ける

肝臓には修復機能があります。過度なアルコールの摂取などで肝臓の機能が低下し、肝細胞が傷ついた場合、修復を助けるのがタンパク質です。お酒を飲み過ぎた日の翌日には、良質なタンパク質を摂るよう意識しましょう。良質なタンパク質とは、体内で合成できない必須アミノ酸が含まれた食材です。卵は必須アミノ酸のスコアが１００の食材です。アミノ酸スコアが１００のものは肉や魚に多く含まれているので、積極的に食べましょう。ただし、お酒を飲み過ぎたら良質なタンパク質を摂れば元に戻る、というわけではありません。肝細胞が修復をしているときになんらかの原因で傷がつくことで、肝臓がんを発症させてしまうこともあります。元に戻るのではなく、新しく生まれ変わることが修復です。修復する作業を繰り返させないためにも、日ごろから食生活を整えておくことが大切です。

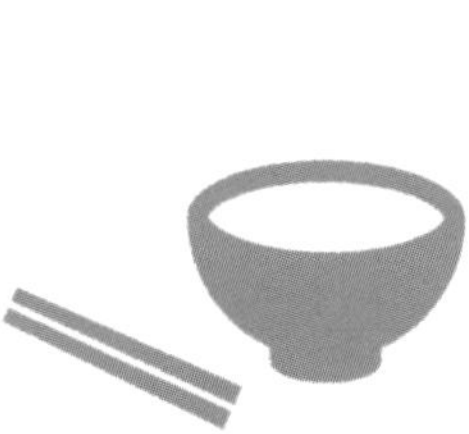

高タンパク・低脂質の食材一覧

おすすめの 高タンパク・低脂質食材 ベスト8

（100gあたり）	タンパク質	脂質
1位　鶏ささみ	23.9g	0.8g
2位　マグロ赤身	26.4g	1.4g
3位　鶏むね肉（皮なし）	23.3g	1.9g
4位　たら	17.6g	0.2g
5位　ツナ(ノンオイル)	16.0g	0.7g
6位　えび	18.7g	0.4g
7位　しらす干し	24.5g	2.1g
8位　豚ひれ肉	22.5g	3.7g

肝臓がん予防のために

高タンパク・低脂質なものは脂質の食材に多い。肉と魚を交互に食べるなど工夫をして摂り入れよう。ベスト８に入っていない食材でも、卵など、アミノ酸スコアが100の食材を食べていれば肝細胞の修復を助けてくれる。ただし、修復はあくまでも修復。以前と同じ健康な肝臓に戻る確率は100%ではないため、やはり日頃から傷をつけないよう労わる食生活を心がけることが大事。お酒は適切な量を飲む、甘いものを食べすぎないといった食生活の改善のほか、運動も大切。ウオーキングやストレッチなど、無理のない範囲からはじめてみよう。食後の運動は肝臓に負担をかけてしまうため、食後すぐではなく、食事の前、あるいは食間に行い、肝臓を休める時間をつくろう。

バランスのよい食事の食後30分は軽い運動がおすすめ

「食休み」という言葉があります。食後20分ほど横になることです。かつては「食べてすぐ寝たら牛になる」といわれていましたが、健康寿命を延ばすためには散歩をおすすめします。食後は、消化するために胃と腸に血液が集中します。摂り入れた栄養を肝臓に運ぶためにも血液が必要です。肝臓に届く血流は、歩いていると50％、立っていると70％、横になると１００％といわれています。一方、食後すぐにはげしい運動をすると体全身に血流がめぐるため、消化器官に必要な血液が足らないという結果に。食後は30分ほどはげしい運動を控えましょう。また、横になってうっかり眠ってしまったらかえって胃腸の動きが悪くなり消化不良を起こしやすくなります。休むのはあくまで内臓です。食後は散歩などの軽い運動を意識しましょう。

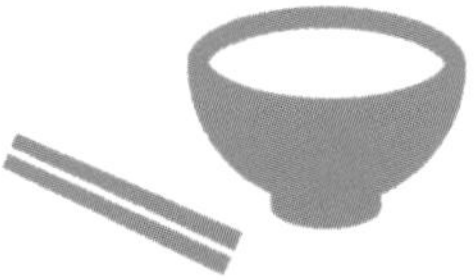

食後は軽い運動に

食後すぐにはげしい運動をすると…

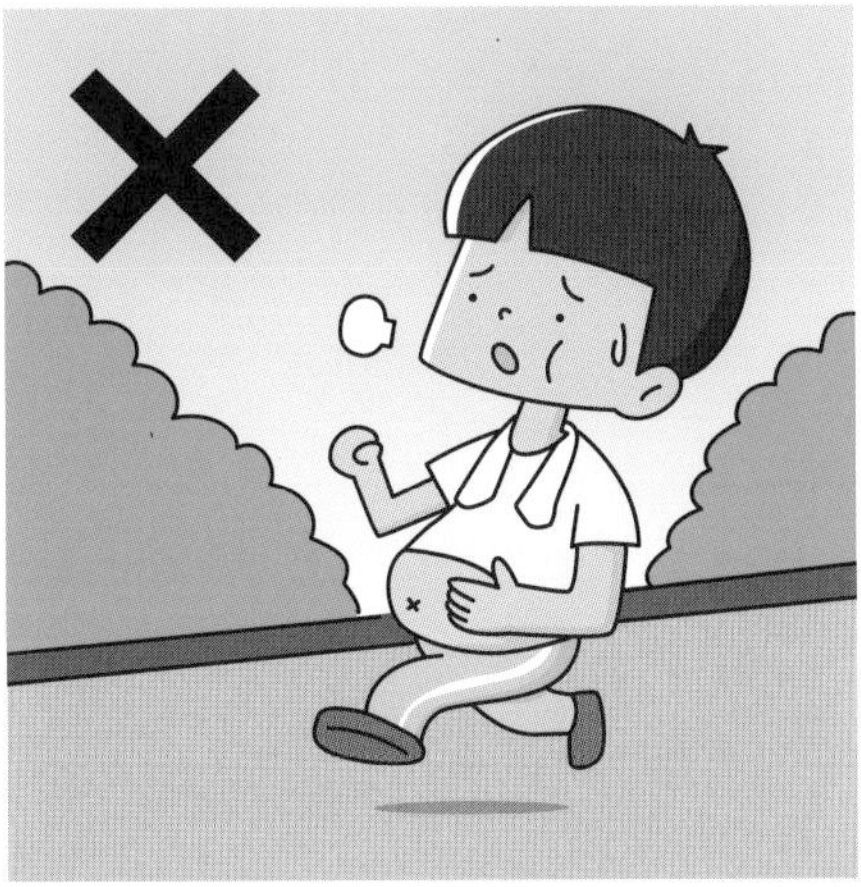

食後すぐにはげしい運動は、消化器官への負担が大きい

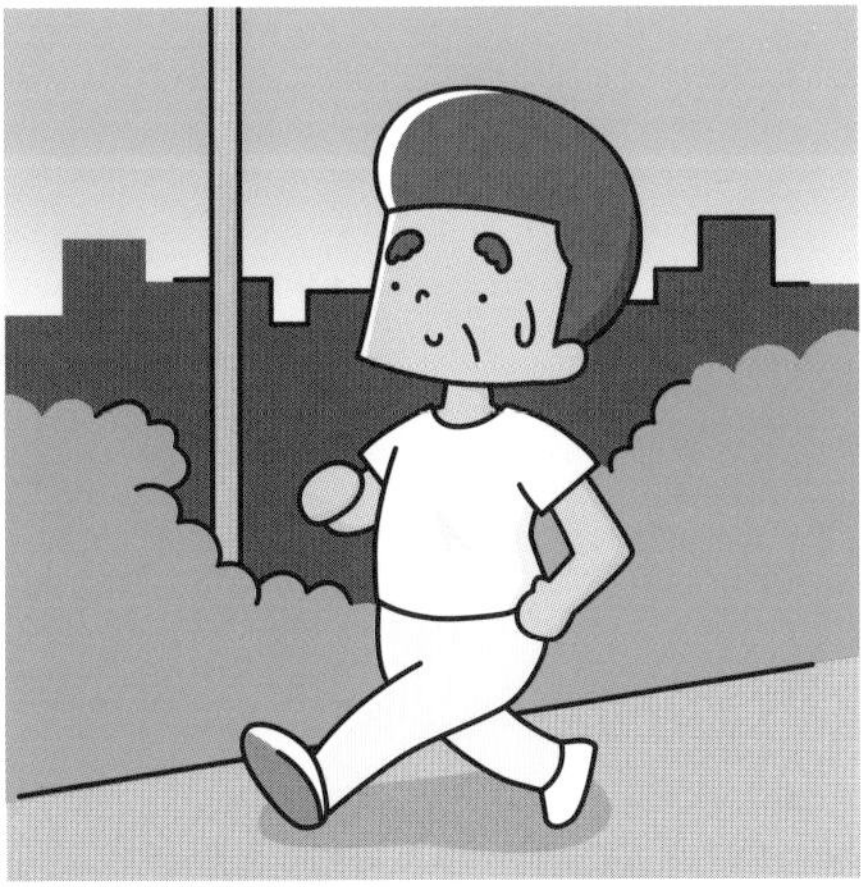

食後の運動は散歩などの軽い運動がおすすめ

高タンパクと水溶性食物繊維を意識した献立

鶏むね肉のバンバンジー
ゆでたまご
ごはん
めかぶとなめこのねばねばサラダ
しじみの味噌汁

高タンパク低脂質の鶏むね肉を主菜に、補助としてゆでたまごを追加。ねばねばサラダでは、めかぶとなめこから水溶性食物繊維を摂り、肝臓のはたらきを助けるアミノ酸、オルチニンを含んだ、しじみの味噌汁を加えた。

ごはんは、雑穀米や玄米など味を変えて楽しんでみても。

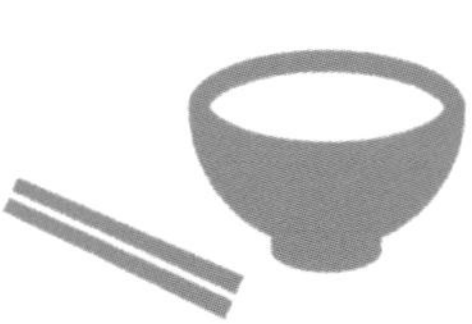

第7章

腸を整える食べ方

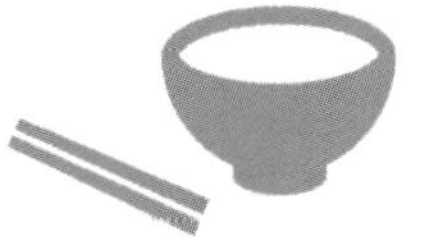

小腸と大腸の役割

腸には、小腸と大腸があります。どちらも栄養素の吸収をします。小腸では、消化や吸収をするほか、免疫細胞をつくるはたらきもします。大腸は、水分を吸収して小腸で吸収されなかった老廃物や食物繊維を取り込み、便をつくります。それぞれのはたらきを助けているのは腸内細菌です。腸内は腸内細菌の種類や数によって、健康状態が変わります。食事のバランスが悪くなると腸内細菌の機能性や多様性が低下します。腸は、生活の乱れに敏感に反応する消化器官です。ストレスを感じると腸でつくられるセロトニンという物質が増え、下痢を引き起こします。減り過ぎると便秘になるといわれています。便秘が続くと結腸無力症や大腸がんの可能性も増えてしまいます。腸に異変を感じたら、食生活や生活習慣を見直してみましょう。

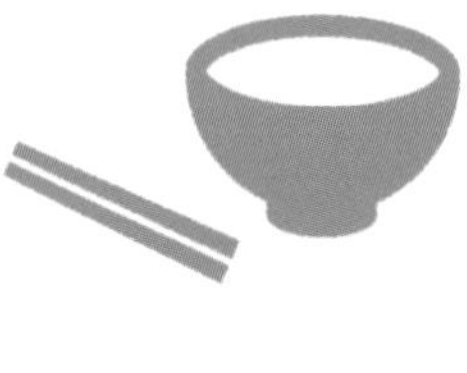

大腸と小腸の役割

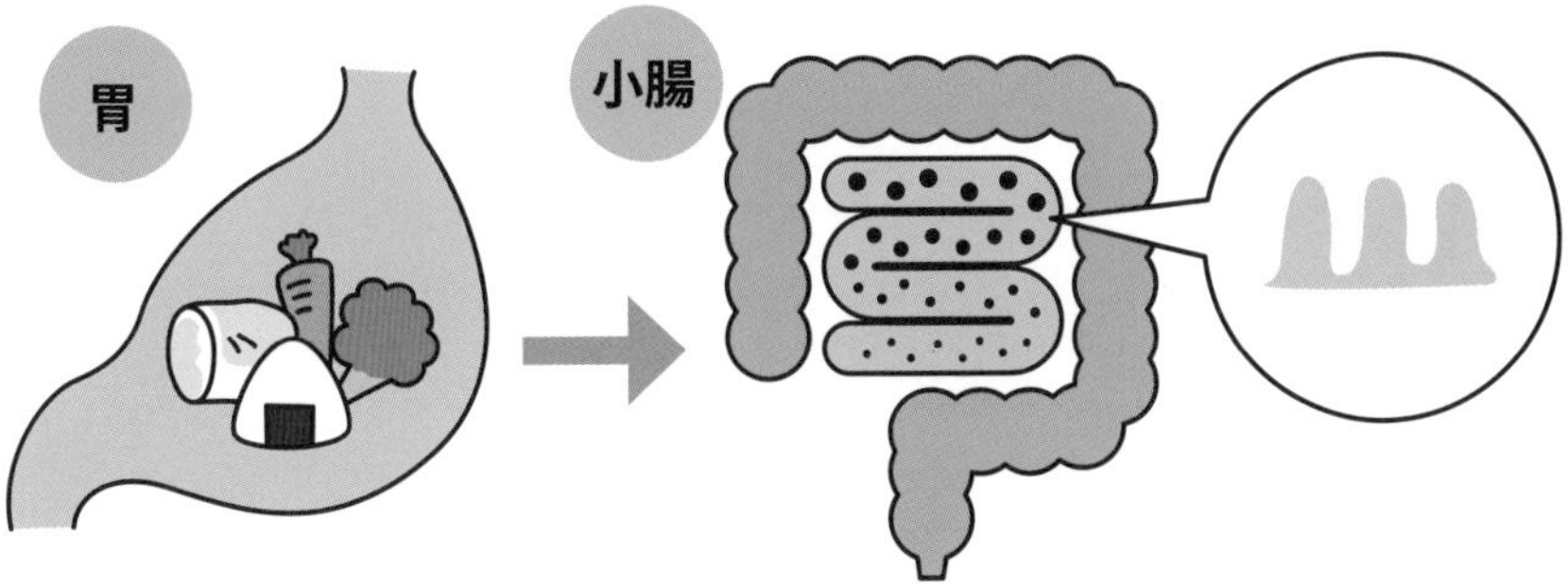

胃から届いた食べ物を吸収しやすいよう小腸で分解する

胃消化液により体に吸収されやすいよう分解する。このとき、栄養分も吸収する。

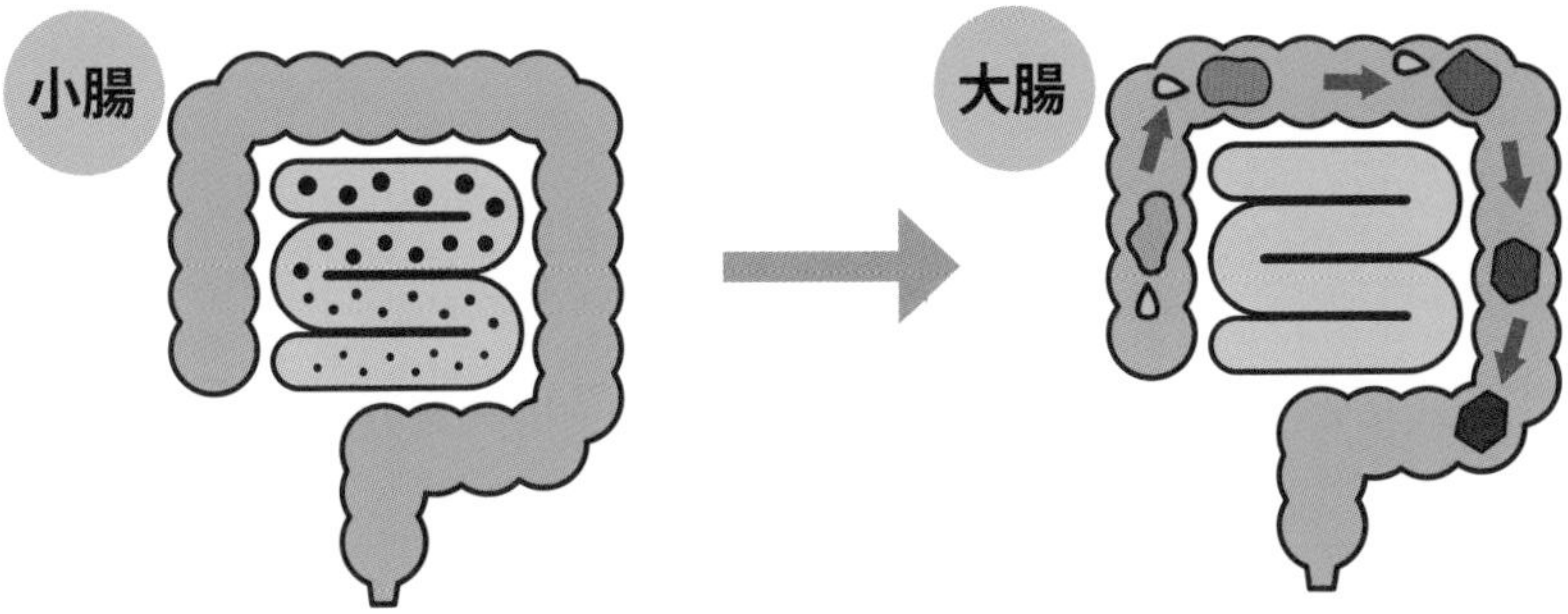

小腸で栄養分を吸収した後、残りカスが水分などを吸収して便の形になり、排泄される。

腸と脳の関係

セロトニンが体のリズムを整える

腸は第二の「脳」と呼ばれる消化器官です。腸は、腸管神経系という脳と非常に近い神経の構造を持つ神経系を持っているため、脳の指示がなくても独自ではたらくことができます。ぜん動運動を指示するための副交感神経があることも腸の特徴です。脳が正常に機能するためにはセロトニンという伝達物質が欠かせませんが、このセロトニンをつくっているのが腸です。脳内のセロトニンの80%はこの腸でつくられていることがわかっています。セロトニンは、体のリズムをつくる物質です。肉などのタンパク質に含まれるアミノ酸の一種、トリプトファンからセロトニンはつくられます。セロトニンは夜になると睡眠へと導くメラトニンに変化します。セロトニンは、朝太陽の光を浴びることで生成され、メラトニンへ変化する準備をはじめます。このリズムを整えることで自律神経が整い、リラックスした状態を維持します。自律神経の乱れは腸の乱れ。しっかり睡眠を摂りましょう。

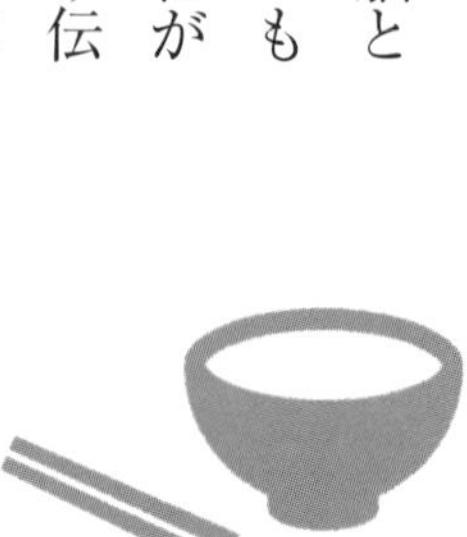

腸と脳の伝達関係を図解で紹介

脳から腸へ信号を送る

脳がストレスを感じると信号が送られる。
それを受けた腸が便秘になったり、過敏性腸症候群になることもある。

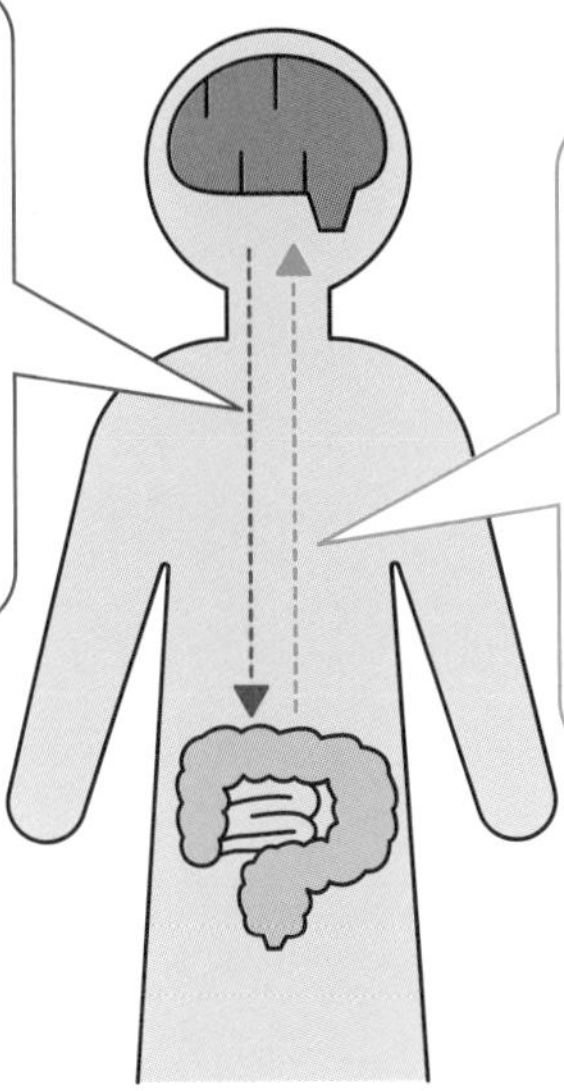

腸から脳へ信号を送る

腸内環境が整っていると、脳はリラックスした状態になる。

腸が緊張すると、腸にある内分泌細胞から分泌されるホルモンが作用して、脳がストレスを感じる。

太陽を浴びて自律神経を整える

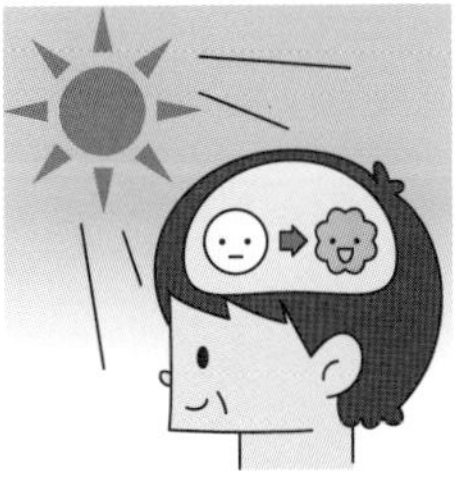

太陽の光を感じてトリプトファンはセロトニンに変化していく。朝に太陽を浴びないとセロトニンに変化できず、自律神経が乱れる原因になる。

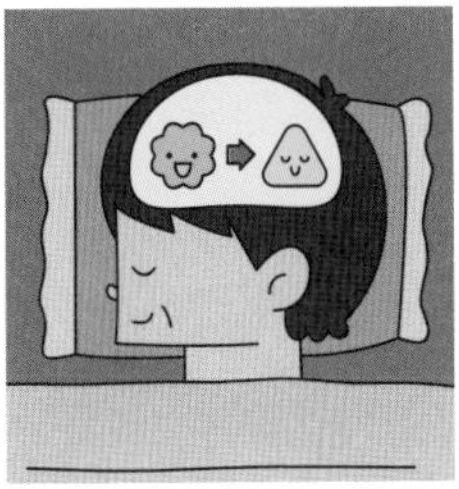

朝太陽を浴びると十数時間後にセロトニンがメラトニンに変化して分泌される。その分泌時に体温が低下するため眠くなる。

腸内環境を整える発酵食品

腸内環境を整えるのにおすすめの食品が、みそや納豆、ヨーグルト、キムチなどの発酵食品です。発酵する過程で乳酸菌が増殖しますが、これがお腹の調子を整える「整腸作用」をもたらしてくれます。乳酸菌は発酵食品により性質が異なり、ヨーグルトやチーズには動物性乳酸菌、みそや納豆には植物性乳酸菌が含まれています。植物性乳酸菌は動物性乳酸菌よりも整腸作用が高く、アレルギー反応を抑える働き（抗アレルギー作用）もあります。また、乳酸菌の量は発酵食品によって異なり、例えばスプーン１杯の白みそには、ヨーグルト１００グラムと同じ分量の乳酸菌が含まれています。日本人は欧米人に比べて腸が長い傾向があるので、整腸作用がある食品は日本人の体質に合っているといえます。日本の伝統食に発酵食品が多いのも、そのためなのかもしれません。ふだんの食事に発酵食品を多く取り入れて、腸内環境をよくしましょう。

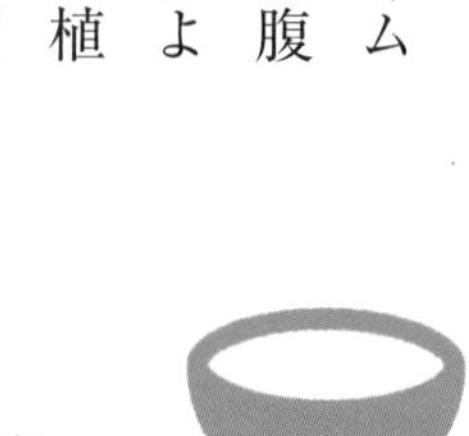

おもな発酵食品

発酵食品	特　　徴
み　そ	米みそや白みそ、麦みそなどがあり、コレステロールと中性脂肪を減らす働きがある。みそに含まれるサポニンが悪玉（LDL）コレステロールを減らし、ペプチドが中性脂肪を減らしてくれる。
キ　ム　チ	ビタミンBやC、ミネラルが豊富で、辛味のもとであるカプサイシンはアドレナリンの分泌を活発にして、発汗を促す。発酵によって生まれる乳酸菌が機能的腸内細菌のバランスを整え、免疫力も高める。
かつおぶし	イノシン酸が基礎代謝の向上、細胞の活性化、疲労回復に役立つ。体内の余分な塩分を排出し、高血圧を予防するカリウムも豊富。
納　豆	ビタミンの中でも珍しいメナキノン-7（ビタミンK2）、渋み成分のサポニン、酵素のナットウキナーゼなど、他の食品では容易に代替できない栄養素を多く含んでいる。
ヨーグルト	腸内環境を整えて便秘を抑えることで。肌荒れなどが防げる。コンビニなどで手軽に入手でき、種類も豊富で食べやすい。
チ　ー　ズ	健康な歯や骨をつくるカルシウム、筋肉や血液などをつくるタンパク質などが多く含まれている。間食におすすめ。

大腸まで届く！
レジスタントスターチで腸を整える

腸内環境を整えてくれる食物繊維に似たはたらきを持つのがレジスタントスターチです。炭水化物に含まれるレジスタントスターチは、冷やすことで難消化性でんぷんに変化します。

レジスタントスターチは水溶性食物繊維と不溶性食物繊維、どちらの機能も持っていることが特徴です。水溶性食物繊維と同じように機能的腸内細菌のエサになり、不溶性食物繊維と同じように老廃物を取り込み、便のかさを増やして体外へ便として排出するのです。消化されにくいレジスタントスターチは血糖値の上昇をゆるやかにするため、血糖値が上がることで引き起こされる糖尿病を防ぐことができます。レジスタントスターチは、冷えた炭水化物に含まれるほか、最近ではバナナにもレジスタントスターチが含まれることがわかっています。いずれの食材も、早食いをすると血糖値は上がってしまいます。しっかりよく噛んで食べましょう。

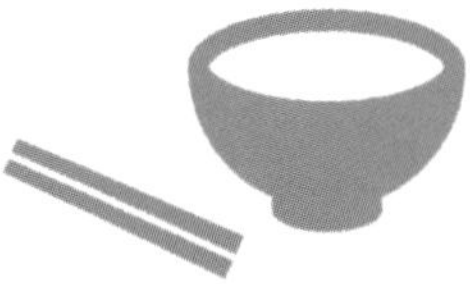

レジスタントスターチが機能的腸内細菌のエサになる

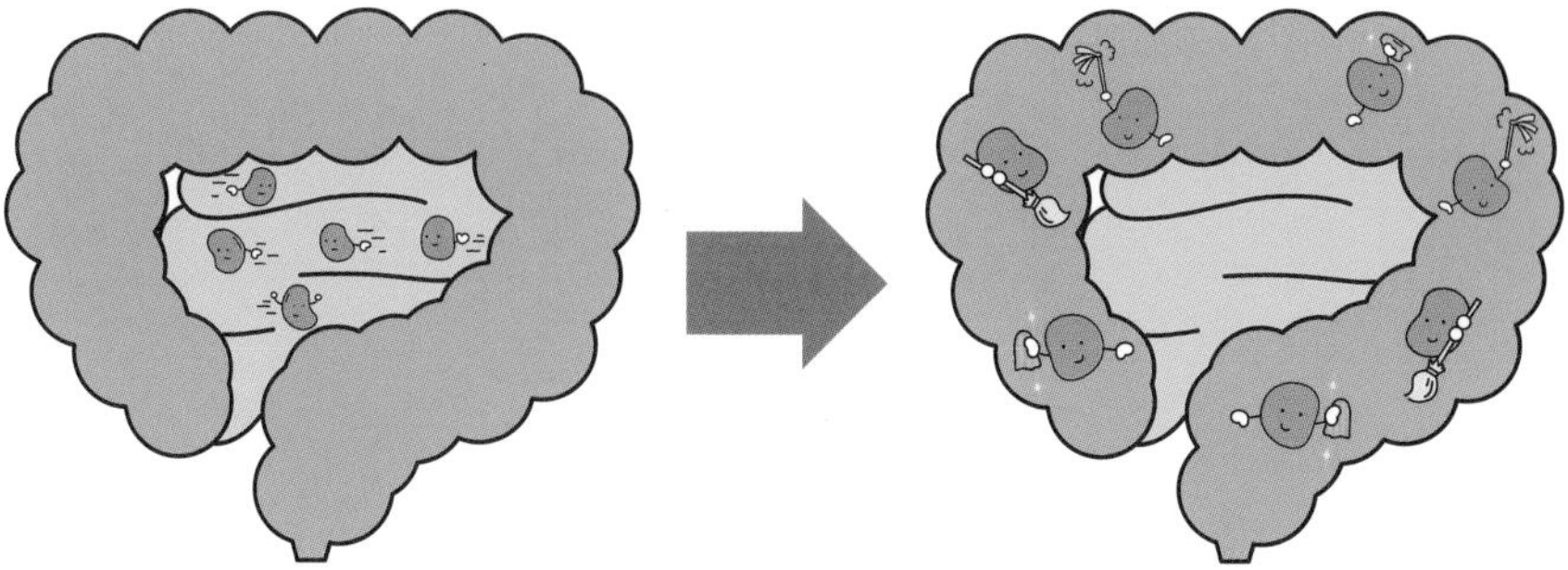

小腸で吸収されないまま存在する

機能的腸内細菌のエサとなり、
消化物を取り込み便のかさを増す

大腸で活躍するレジスタントスターチ

冷たい炭水化物によって難消化性に変化するレジスタントスターチは小腸で吸収されない。不溶性食物繊維と水溶性食物繊維、どちらのはたらきも持つとされる。不溶性食物繊維のように大腸のなかで固まった消化物を取り込み、便のかさを増やすはたらきと、水溶性食物繊維のように機能的腸内細菌のエサになり、腸内環境をきれいにするはたらきがある。

レジスタントスターチを含む食品

ポテトサラダ
さつまいも
カボチャ

とうもろこし
バナナ
栗

カボチャ
お寿司
冷製パスタ
など

快便生活には食物繊維が重要

腸内環境を整えるためには、消化と排泄のリズムを乱さないことが肝心です。数日間便が出ない状態を便秘といいます。便秘が続くと、本来排出されるはずだった毒素が体内に再び吸収されてしまい、悪玉菌を増やしてしまうおそれがあります。便秘を放置していると大腸や肛門への負荷がかかり、痔《じ》になったり、腸管を傷つけたりするリスクも高めます。便秘を解消するために重要なのがぜん動運動です。排便を促すために、腸の筋肉を弛緩・収縮させて消化物を移動させるのがぜん動運動です。ぜん動運動は食物繊維をしっかり摂ることで活性化します。野菜や豆類に含まれる不溶性食物繊維は水分を吸収してぜん動運動を促し、排便に導きます。海藻やきのこに含まれる水溶性食物繊維は、便をやわらかくします。便秘は食物繊維不足のほか、運動不足やストレスでもなりやすいため、ストレスを溜めない、運動を意識するといった生活習慣を心がけていきたいですね。

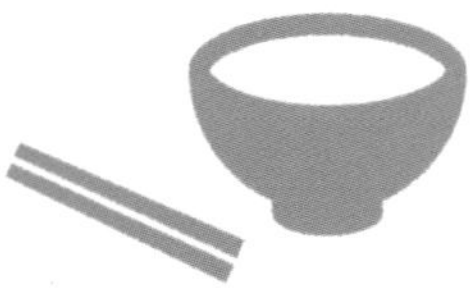

快便と食物繊維の関係

水溶性食物繊維と不溶性食物繊維

いずれも小腸で吸収されない点では同じ働きをするが、大腸でのはたらきが異なる。1日の食事でどちらも摂取できるようにする。

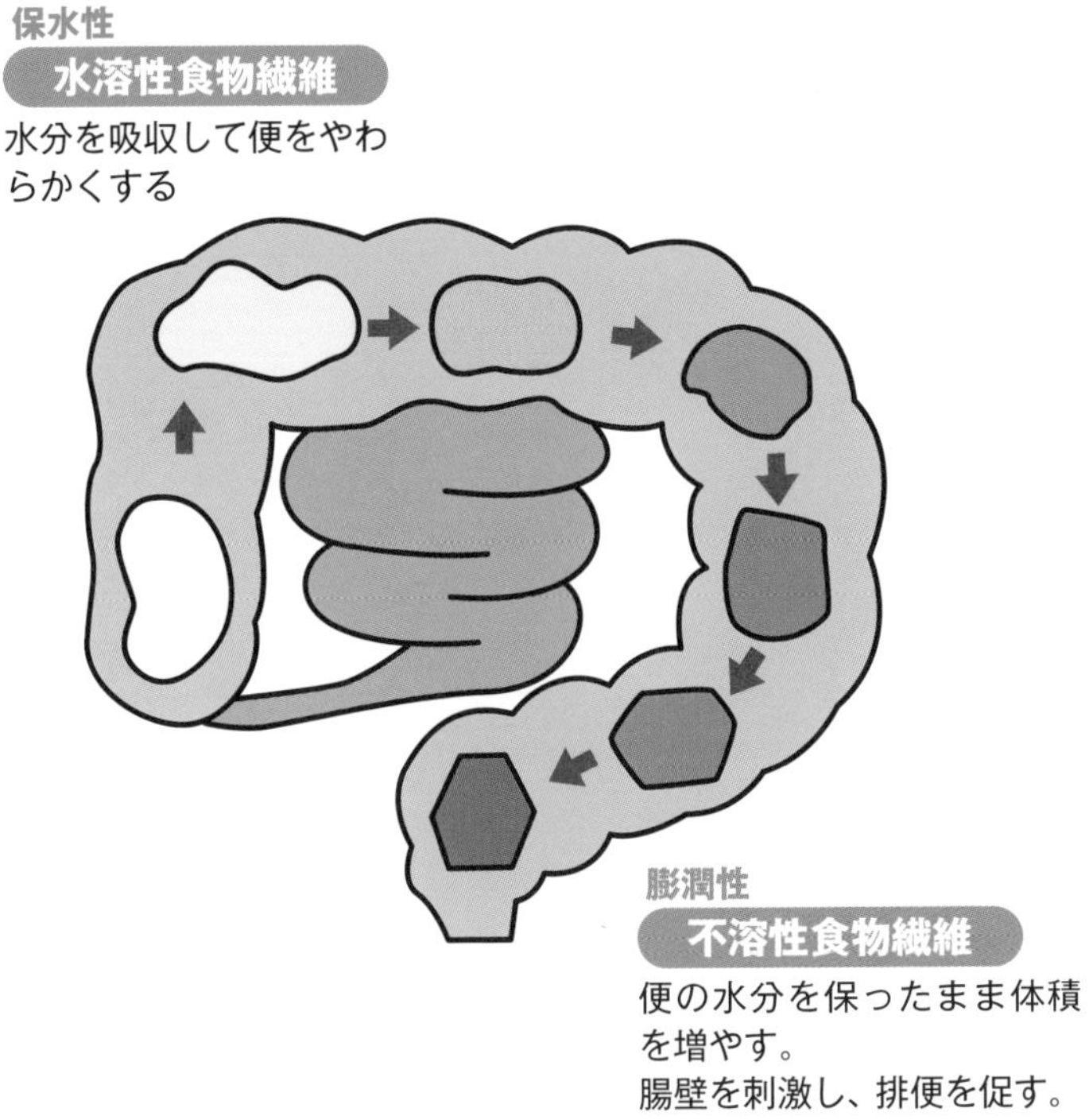
保水性
水溶性食物繊維
水分を吸収して便をやわらかくする
膨潤性
不溶性食物繊維
便の水分を保ったまま体積を増やす。
腸壁を刺激し、排便を促す。

便秘のサイン

食べたものは24～48時間ほどで便になる。前日に食事を抜いた、あるいはほとんど水分を摂っていないと便が出ないことがある。便意をもよおしたときに我慢すると、直腸性便秘になることがある。ほかに、食物繊維が不足していることで起こる弛緩性便秘、ストレス過多によって起こる痙攣性便秘などがある。

起床時の水で
腸のはたらきを促す

寝ているあいだに人はコップ１杯分の汗をかいているとされています。起床時は水分不足になりがちです。コップ１杯の水や白湯を飲み、水分補給しましょう。起床時は、まだ消化器官は眠っている状態です。寝起きに水分を摂ることで、胃と腸に刺激を与えます。目覚ましの役割です。目覚めた胃は水分を吸収し、大腸へ信号を送り、排便を促します。排便を促すには、腸のぜん動運動も大切です。ぜん動運動を活性化させるために、朝食を摂りましょう。朝食は、一汁三菜を揃えなければいけないというわけではありません。野菜ジュースや果物などを口に含めば充分です。朝の排便は、前日の夜にどんな活動をしていたかにもよります。あまり眠れなかったり、寝る直前に食事をしていると、腸内で消化していないまま朝を迎えることになってしまい、排便のリズムが乱れてしまいます。１日のリズムは前の晩から整えて、快便生活を維持しましょう。

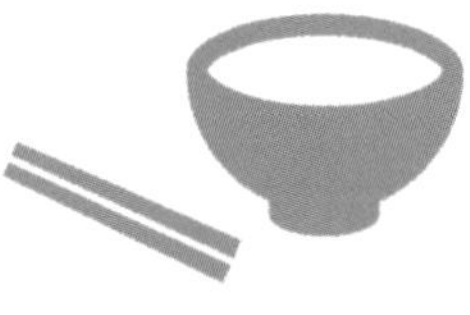

水分不足と便秘の関係

水分量	分類		形状	状態
少	硬便（便秘）	1	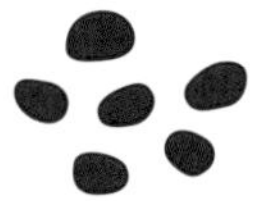	木の実状の硬便・通過困難
		2	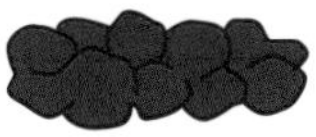	木の実状の塊が融合したソーセージ状の硬便
	健常	3	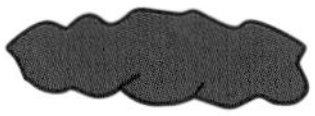	表面に亀裂のあるソーセージ状の便
水分量		4	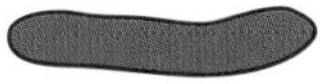	平滑で軟らかいソーセージ状の便
		5	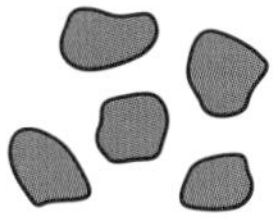	小さい塊の縁が鋭く切れた軟便・通過容易
	下痢便	6	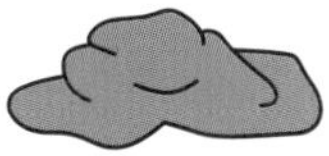	不定形の崩れた便
多		7	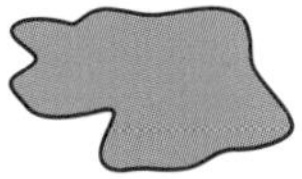	固形物を含まない水溶便

水分不足かどうかは、便の形で判断することができる。コロコロとした小さな便がいくつか出る、コロコロした小さな便がくっついた便が出ると、水分不足。便秘になりやすい状態。この状態では、食物繊維を摂取しても、便秘は改善しない。しっかりと水分を摂り便秘改善に努めよう。

腸を整える献立

きのことキャベツのたまごとじスープ
手巻き寿司
豚キムチ
おから

冷たい炭水化物から摂取できるレジスタントスターチを摂るために手巻き寿司に。

キムチなどの発酵食品からは乳酸菌を、おからからは水溶性食物繊維と不溶性食物繊維を摂り便通の通りをよくする。

きのこは不溶性食物繊維だけでなく免疫機能の向上にもつながる。

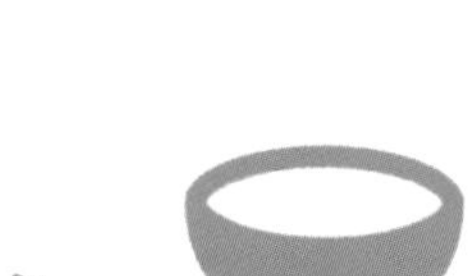

第8章

正しく痩せるための食べ方

糖質を減らして
ケトン体を摂るダイエット

糖質は、炭水化物に多く含まれています。炭水化物は食物繊維も含んでいるため、糖質と併せて必要なエネルギー源ですが、重要なのは「どう食べるか」ということです。米や麺、パンだけで食事を済ませてしまう生活では、糖質を分解する栄養素が足りず、体内に糖を溜めてしまいます。結果として、糖尿病や高血圧などの生活習慣病につながるのです。糖質は生命維持に必要な3大栄養素です。過度な糖質制限にならない糖質オフを心がけましょう。糖質の代わりに摂取したいのが脂質です。脂質は肝臓で分解されたのち、ケトン体に合成されます。ケトン体は、糖質の代わりになるエネルギー源です。糖質に含まれるブドウ糖はエネルギー源として欠かせませんが、不足するとケトン体がエネルギー源としてはたらきます。ケトン体は糖ではありません。糖が原因の糖尿病などの病気を防げるほか、認知症予防にも効果があるとされているため長寿回路とも呼ばれています。

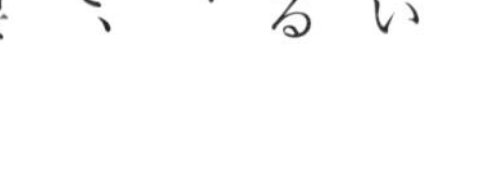

炭水化物の栄養素一覧表

食品名（目安量）		エネルギー kcal	P g	F g	C g	食物繊維 g	塩分 g
米	玄米	165	2.8	1.0	35.6	1.4	0.0
	精白米/うるち米	168	2.5	0.3	37.1	1.5	0.0
小麦	食パン	260	9.0	4.2	46.6	2.3	1.2
	フランスパン	279	9.4	1.3	57.5	2.7	1.6
	ライ麦パン	264	8.4	2.2	52.7	5.6	1.2
	ロールパン	316	10.1	9.0	48.6	2.0	1.2
	クロワッサン	448	7.9	26.8	43.9	1.8	1.2
	ベーグル	275	9.6	2.0	54.6	2.5	1.2
	クリームパン	305	10.3	10.9	41.4	1.2	0.9
	メロンパン	366	8.0	10.5	59.9	1.7	0.5
	うどん/ゆで	105	2.6	0.4	21.6	0.8	0.3
	手延そうめん/乾	342	9.3	1.5	68.9	1.8	5.8
	そば(ゆで)	132	4.8	1.0	26.0	2.0	0.0
	中華めん/ゆで	149	4.9	0.6	29.2	1.3	0.2
	パスタ/乾	378	12.9	1.8	73.1	5.4	0.0

P:タンパク質　F:脂質　C:炭水化物

同じ炭水化物でも、小麦が原料のうどんやパン、パスタは控えよう。小麦に含まれるグルテンは、麻薬と同じくらい、依存性が高いといわれている。また、腸で消化しづらく、長く留まり続けエネルギー負荷をかけてしまう。米も精製米ではなく玄米などを食べるよう心がけよう。精製米は玄米に含まれるビタミンB1が削られている。糖質は、過剰に摂取せず自分の体に合った適切な量を摂ることが大切。

良質なオイルを摂取して健康に痩せる

肥満などを理由にダイエットをするとき、油っぽいものを避けようと考えますが、重要なのは油の選び方です。避けたいのはサラダ油などの精製油です。精製油にはオメガ6不飽和脂肪酸が含まれています。摂り過ぎると血管が炎症を起こし、動脈硬化など引き起こします。体に必要な油は肉や魚、ナッツ類など食材に含まれている油で摂ることができます。調味料で必要とする場合は、植物由来の油を使用しましょう。エキストラバージンオリーブオイルやココナッツオイルなどがおすすめ。エキストラバージンオリーブオイルに含まれる成分に、アルツハイマー型認知症を引き起こすタンパク質アミロイドβの蓄積を減少させる効果があることが確認されています。ココナッツオイルも認知症の改善が期待されているオイルです。中鎖脂肪酸のひとつであるココナッツオイルは、体内でケトン体に変化します。腸まで吸収されないため、腸に油がいきわたり、潤滑油として便を排出する効果もあります。

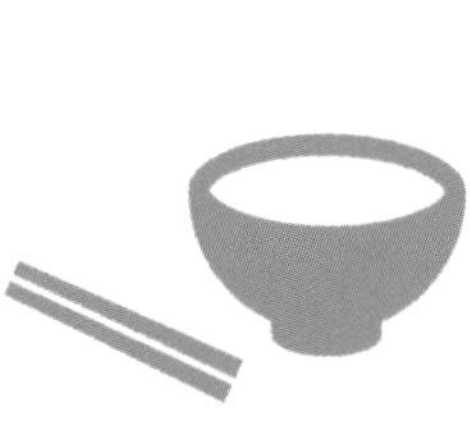

知っておこう、油の種類

脂肪酸の種類		多く含む主な油	特徴
飽和脂肪酸	短鎖脂肪酸	バター、チーズなど	中性脂肪などの増加を促進し、動脈硬化のリスクを高める
	中鎖脂肪酸	ココナッツオイル、ココナッツミルクなど	体にたまりにくいケトン体を作る
	長鎖脂肪酸	牛、豚、鳥の油など	中性脂肪などの増加を促進し、動脈硬化のリスクを高める
不飽和脂肪酸	オメガ9脂肪酸	オリーブ油、菜種油など	血液中の悪玉コレステロールを減少させる
	オメガ6脂肪酸	サラダ油、コーン油、大豆油、紅花油、ごま油など	とりすぎると血管の炎症を引き起こし、動脈硬化を促す
	オメガ3脂肪酸	青魚などの脂（DHA,EPA）、アマニ油、エゴマ油、（α-リノレン酸）など	血管の炎症や血栓（血の塊ができること）を抑制し、動脈硬化のリスクを下げて心臓疾患や脳梗塞などを防ぐ
	トランス脂肪酸	マーガリン、ショートニングなど	心臓病や認知機能の低下などのリスクが高まるとされる

油は、適切な量を摂れば健康寿命を延ばしてくれる大切な調味料。体内でエネルギーとして活躍するだけでなく、ビタミンを体に摂り込むときに重要なはたらきをする。ビタミンAやビタミンDは油に溶け出す性質があるため、油と一緒に食べることで、栄養をしっかり吸収することができる。それぞれの油がどんな健康効果を持っているかをきちんと理解して使っていこう。

※サラダ油とは、コーン油や大豆油、紅花油などを精製、もしくはそれらをブレンドした油のこと

間食には栄養素がたっぷりのナッツを食べる

健康寿命を延ばすためには、肥満防止が最優先です。しかし、ふだんから間食にお菓子やカフェオレなど糖質の多いものを摂っていると、なかなかやめられません。お菓子や清涼飲料水に含まれる人工甘味料は中毒性を持っているため、やめることが難しいのです。また、突然の生活習慣の変化はストレスにもなります。ゆっくりと変更するために間食の「置き換え」からはじめてみてください。間食の内容をお菓子からナッツ類に変えてみるのです。ナッツ類に含まれる脂質は不飽和脂肪酸です。青魚と同じオメガ3系に該当します。くるみを多く食べていると、糖尿病の発症リスクが低くなることがわかっています。ナッツ類は植物です。脂質のほかにも、植物に含まれるフィトケミカルや食物繊維、ビタミンなどの栄養素が豊富に含まれています。トランス脂肪酸を摂取する間食から、7大栄養素を摂取する間食に変えていきましょう。

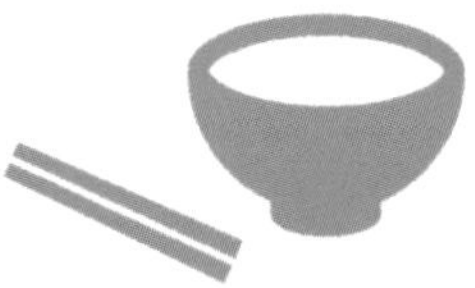

アーモンド、くるみなどの成分一覧表

品名	ナトリウム	カリウム	カルシウム	マグネシウム	リン	鉄	亜鉛	ミネラル	ビタミン			
									A	E	B1	B2
アーモンド	130	800	230	290	520	3.1	4.8	1200	-	29.3	0.08	1.10
ビーナッツ	2	770	50	200	390	1.7	3.0	690	-	11.1	0.23	0.10
カシューナッツ	130	590	38	240	490	4.9	5.4	1900	-	0.9	0.54	0.18
くるみ	4	55	85	-	280	2.6	-	-	13	2.4	0.26	0.15
ピスタチオ	390	1100	130	130	500	6.9	2.8	1300	60	2.7	0.45	0.24
ヘーゼルナッツ	6	680	190	-	300	4.2	-	-	-	22.6	0.25	0.27
マカダミア	210	350	55	110	160	1.5	1.1	390	-	-	0.21	0.09
松の実	4	690	15	250	550	6.2	6.0	1300	-	12.9	0.61	0.21
サンフラワーシード	2	510	95	-	540	5.0	-	-	-	22.0	2.10	0.24
パンプキンシード	190	840	44	-	1100	6.5	-	-	24	-	0.21	0.19
ココナッツ	10	820	15	-	140	2.8	-	-	-	-	0.03	0.03

ナッツ類は噛み応えがある食材です。咀嚼を促すことで認知機能を上げるだけでなく、口周りの筋肉トレーニングにもなります。ナッツ類を食べるときは、無塩のものを選びましょう。塩気のあるものを選ぶと塩分の過剰摂取になり、糖尿病のリスクは下げられません。

正しい断食で食欲をリセットする

健康寿命を延ばすためには、リズムの整った正しい食生活が重要です。そのためにも、グルテンや白米、白砂糖を使用したお菓子など依存性の高い食事は控えましょう。依存性の高い食材はつい「もうひとくち」と手を延ばしたり、適切な空腹時間を開けないまま間食をはじめたり、と胃腸に負担をかける食生活が続いてしまいます。消化器官を絶えず動かしていると老化を早めてしまいます。健康寿命を延ばすためには胃腸を休めることも大切です。ふだんから糖質を摂り過ぎていると感じる方は、プチ断食をおすすめします。プチ断食とは、完全に絶食することではなく、15時間の絶食時間をつくることです。プチ断食で気を付けたいことは朝食は必ず摂るということです。朝食はココナッツオイルを飲み物などに入れて摂りましょう。糖質を摂ることなくエネルギー源を確保でき、血糖値を上げることがありません。

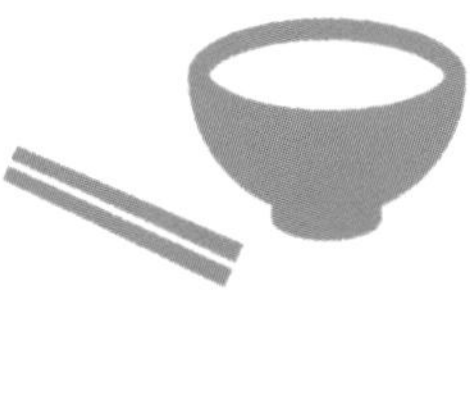

プチ断食のタイムスケジュール

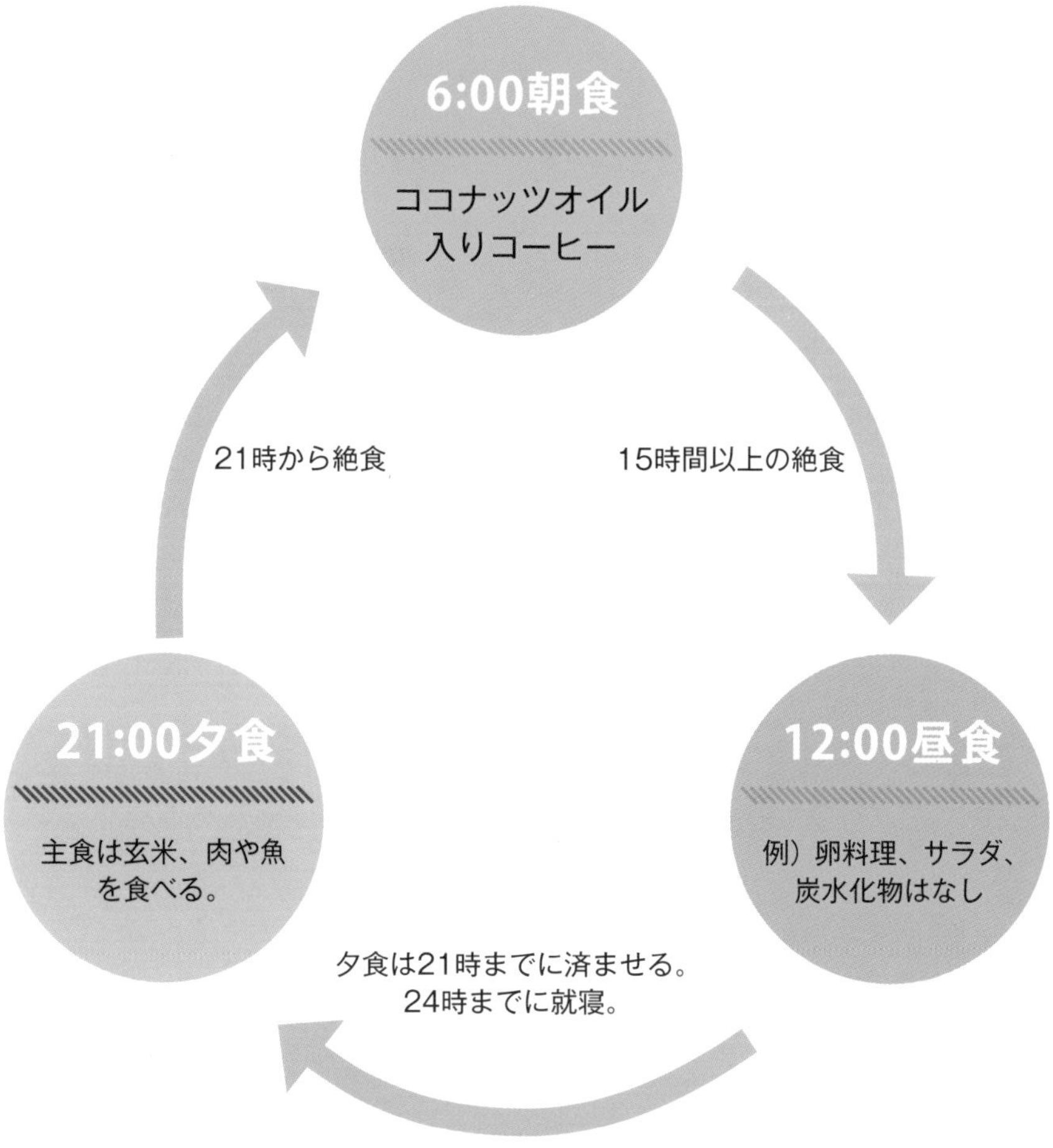
6:00朝食
ココナッツオイル
入りコーヒー
15時間以上の絶食
12:00昼食
例）卵料理、サラダ、
炭水化物はなし
夕食は21時までに済ませる。
24時までに就寝。
21:00夕食
主食は玄米、肉や魚
を食べる。
21時から絶食

朝食はココナッツオイルを飲み物に入れる

1日3食摂る必要はあるが、毎食タンパク質や炭水化物を摂る必要はない。1日に消化できる糖質は15gなので、夕食に玄米を食べるなど工夫する。朝食は、野菜ジュースやコーヒーにココナッツオイルを入れるのがおすすめ。糖質の代わりのエネルギー源を確保することができる。

玄米で肥満予防

３大栄養素のひとつである糖質ですが、体が１日に処理できる糖質の量は、たったの１５ｇです。お茶碗１杯分（１００ｇ）の白米には約３５ｇの糖質が含まれています。ふだんの食事でいかに糖質を摂り過ぎているかがわかるのではないでしょうか。お茶碗１杯を１日３食、それに加えて間食に甘いものやカフェオレ、ジュースを摂っていると、糖質は増えてしまい健康的な食生活のつもりが糖尿病になる道を歩んでいることになります。お米は１日に摂る量を半分の５０ｇに変えてみましょう。それだけで許容量に近い糖質の量に抑えることができます。お米は、白米よりも玄米がおすすめです。精製米である白米は江戸時代からはじまったとされています。それまで、日本人は玄米を食べていました。玄米から白米に変わったとき、流行り病として脚《かっ》気《け》が起こりました。脚気《かっけ》は、ビタミンＢ１の不足で起こる病気で足のしびれやむくみが特徴です。玄米は、食物繊維や葉酸も含まれている栄養食です。

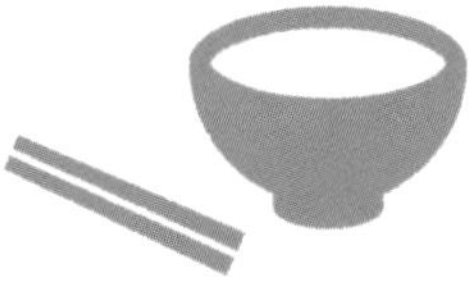

白米と玄米、雑穀米などの成分一覧表

品名	単位	玄米	精白米/うるち米	五穀
エネルギー	Kcal	353	358	357
水分	g	14.9	14.9	12.9
タンパク質	g	6.8	6.8	12.6
脂質	g	2.7	0.9	2.8
炭水化物	g	74.3	77.6	70.2
ミネラル	g	1.2	0.4	1.5
カリウム	mg	230	89	430
カルシウム	mg	9	5	30
マグネシウム	mg	110	23	94
リン	mg	290	95	250
鉄	mg	2.1	0.8	2.0
亜鉛	mg	1.8	1.4	2.0
水溶性植物繊維	g	0.7	Tr	1.0
不溶性食物繊維	g	2.3	0.5	4.2
食物繊維総量	g	3.0	0.5	5.1

玄米は、稲を刈り、脱穀してもみ殻を抜いたもの。そこからさらに精製されたものが白米となる。玄米から白米に精製されるあいだに、栄養素も取り除かれていく。玄米と白米ではカリウムやリン、鉄分の含有量が大きく異なる。ふだん鉄分不足やカリウム不足を実感している人は、玄米食に変えてみよう。

朝食を食べると食後血糖が抑えられる

健康寿命を延ばすために、食べ過ぎを控えるといっても、食事を抜くようなダイエットはおすすめしません。朝は忙しいため、つい朝食を摂り忘れるという方もいると思いますが、3食摂らないと体に栄養がまわらず、老化を早める原因になります。就寝中にもエネルギーは消費されています。朝に栄養を摂らないと昼に食べ過ぎてしまうため、血糖値を上げ、インスリンの分泌を増やしてしまいます。1日3食といっても、すべての食事を定食のように揃えることはありません。たとえば、朝は野菜ジュースや果物ジュースを飲むだけでも効果的です。朝食だけではなく、昼と夜を抜くことも避けましょう。亜鉛やカリウムなど、栄養素のいくつかは、継続的に摂らないと不足してしまいます。3食抜かずに、7大栄養素をバランスよく食べることが健康寿命を延ばす鍵です。

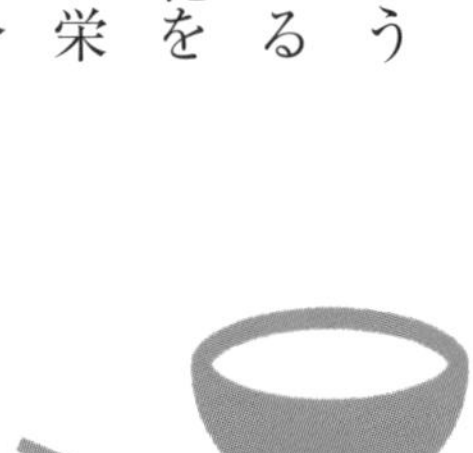

朝食を食べて血糖値の上昇を抑える

食事を抜くと血糖値が高くなる

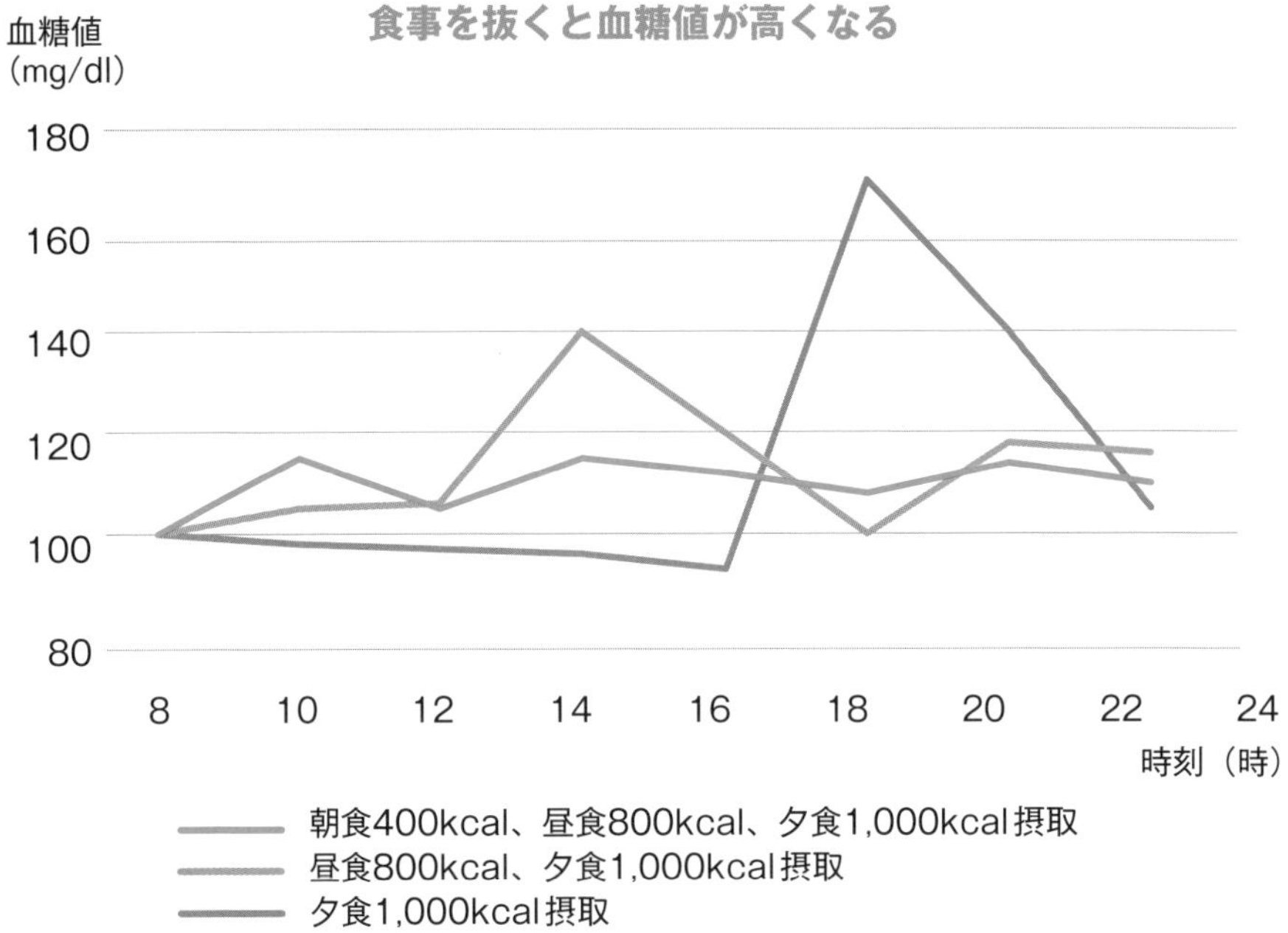

91人の健康な人を対象に行った調査では３食食べた場合、朝食を抜いた場合、夕食のみの場合での血糖値の変化を比較した。3食食べた場合血糖値は安定し、食事を抜いた場合は血糖値が大幅に上昇していることがわかる。血糖値が増えるとインスリンの分泌量も増え、糖尿病になる危険性が高くなる。

健康寿命は口内環境からも整えることができる

よく噛むことはとても大切です。咀嚼することで満腹中枢を刺激し食べ過ぎを防ぐ。ゆっくりと消化されるため、腸内活動に負担をかけない。あごの筋肉を鍛える。などなど健康寿命を延ばすために大切なことがたくさんあります。咀嚼をするためには健康な歯が欠かせません。食後は、必ず歯磨きをしましょう。歯ブラシは、かたいと歯肉を傷つけるおそれがあるため、やわらかめか普通を選びます。歯ブラシのほかに、歯間ブラシなども活用しましょう。歯磨きをすると、口の中がすっきりします。歯を磨いた刺激は脳に届き「食事が終了した」ことを認識します。こうした信号を送ることで、空腹を感じることが減るのです。歯のメンテナンスをするなかで、違和感を持ったら、歯科医の診断を受けましょう。咀嚼に必要なことは、あごの力です。自前の歯が最適ですが、入れ歯でも、しっかり噛めていれば同様の効果を持ちます。

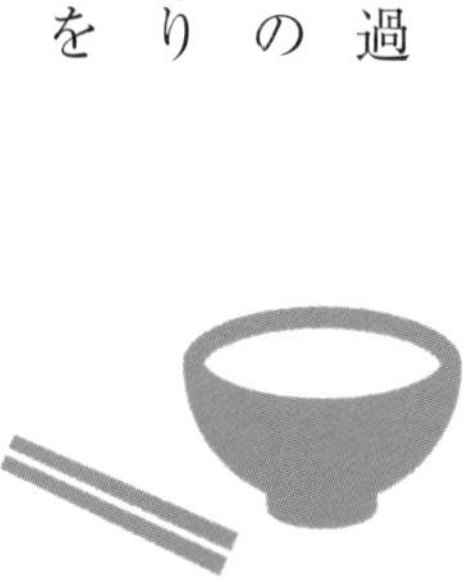

1日3回の歯磨きをしよう

ながら歯磨きには注意

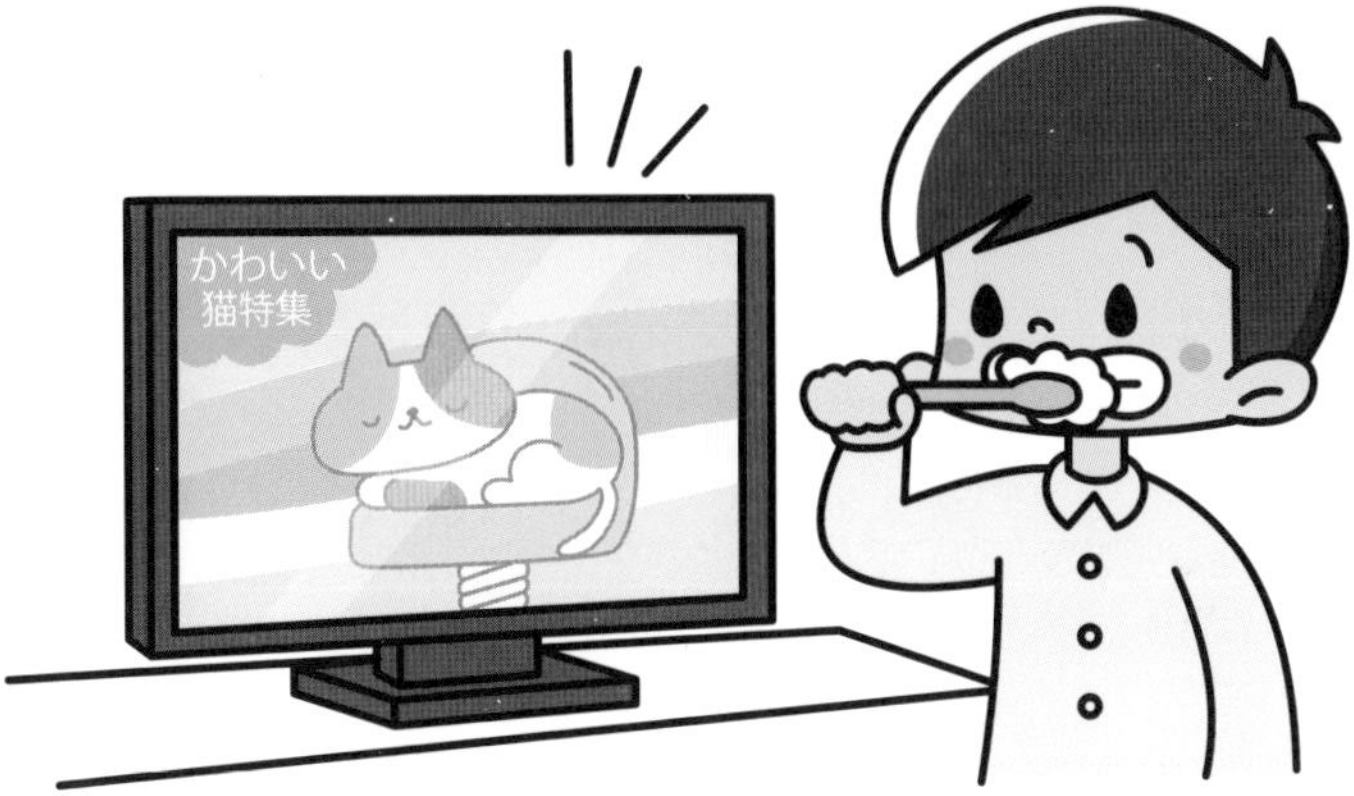

洗面所で5分～10分集中して歯を磨くのは意外に難しいものですが、テレビや新聞を見ながらの、ながら歯磨きをしている人は要注意。ながら磨きは意識が、そちらに向いてしまい、同じ場所をずっと磨いてしまったり、無意識に強い力で磨いてしまいます。

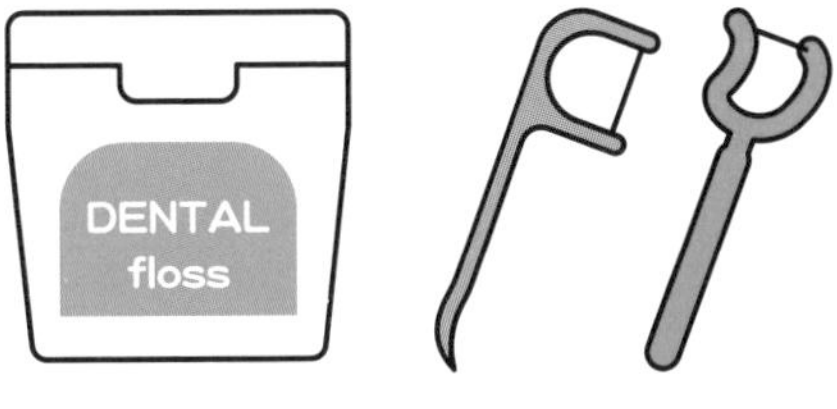

ブラシには届かないところも

歯ブラシでブラッシングするだけでは、歯と歯の間など届かない部分があり、食べカスが残ってしまいます。この食べカスがむし歯や歯周病のもと。フロスや歯間ブラシを使って食べカスをしっかりと落としましょう。

プチ断食や軽い朝食におすすめの朝食ドリンク

コーヒー＋ココナッツオイルひとさじ

スムージー

小松菜＋りんご＋牛乳

バナナ＋キャベツ＋りんご

ベリー＋ヨーグルト＋ほうれんそう

コーヒーにココナッツオイルをひとさじ入れることで、ケトン体を活性化させることができる。糖質オフのプチ断食ダイエットのときにおすすめ。野菜・果物に多く含まれているフィトケミカルは種類が豊富なため、さまざまな野菜や果物を使って、摂取する。

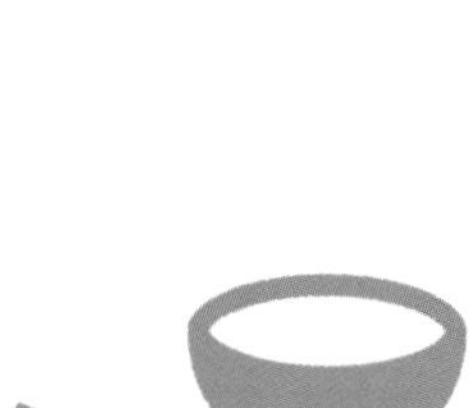

第9章

肌の若さを保つ食べ方

活性酸素は肌のターンオーバーに影響を与える

肌の老化を進める原因となる物質が活性酸素です。活性酸素は激しい運動や喫煙、紫外線などによって生まれます。免疫細胞がウイルスを退治するために必要な物質ですが、増えると体を酸化させ、肌を乾燥させてしまいます。ほかにも、メラニン色素の生成が促進され、シミの原因にもなります。加齢とともに活性酸素を抑えるはたらきが減ってしまうため、活性酸素の増加を抑えるためにも抗酸化作用を持つ食材を摂ることが大切です。抗酸化作用を持つ食材はたくさんありますが、なかでもビタミン類は体内で生成できないため、食事から積極的に摂る必要があります。肌は約4週間で生まれ変わります。生まれ変わることをターンオーバーといいます。肌の調子が悪いと感じたら、4週間は意識的に抗酸化作用の食材を摂り、肌を生まれ変わらせましょう。

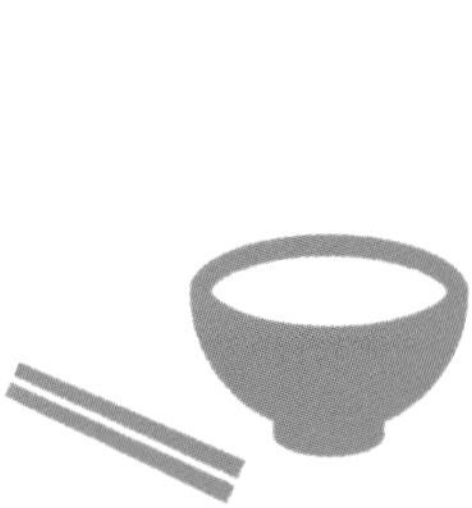

抗酸化作用のある食材一覧

抗酸化におすすめの食べ物

抗酸化ビタミン

ビタミンA

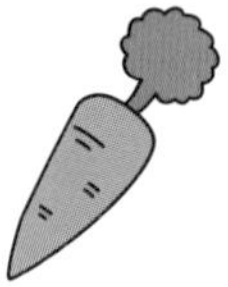

にんじん・キャベツ・小松菜…など

ビタミンC

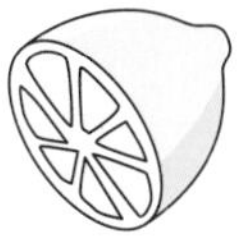

レモン・赤ピーマン・パセリ…など

ビタミンE

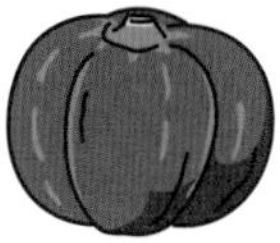

カボチャ・しそ・アーモンド…など

抗酸化ミネラル

亜鉛

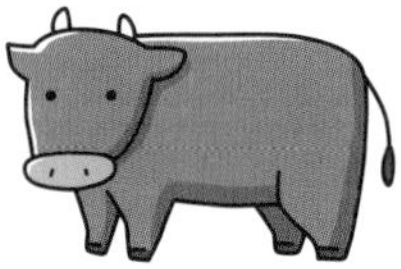

牛肉・豚肉・ココア…など

セレン

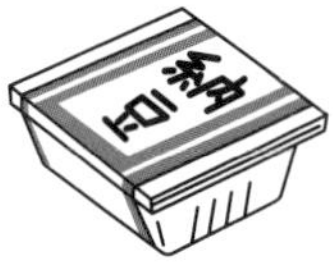

納豆・豆腐・たまご…など

フィトケミカル

ポリフェノール

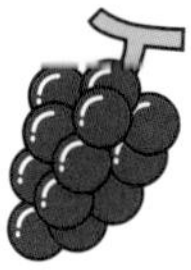

ぶどう・コーヒー・緑茶…など

カロテノイド

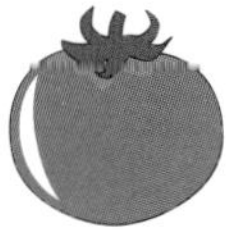

トマト・カニ・ブロッコリー…など

夕方からのカフェインは控えましょう

カフェインは適切に摂れば集中力を上げる、運動中の疲労を軽減させるといった効果があります。１日に摂取したほうがいいカフェインの量は４００㎖です。インスタントコーヒーだと2杯分になります。カフェインは紅茶や緑茶にも含まれています。紅茶の場合10杯程度といわれています。カフェインは、集中力を上げるほかに、認知症の予防にも効果があるといわれています。認知症予防にはコーヒー6杯分まで効果があるとみられています。ただし、それ以上の飲み過ぎは禁物です。カフェインは、眠くなる物質を生み出すアデノシンをブロックするはたらきを持っています。またドーパミンを刺激することも確認されています。飲み過ぎると、興奮状態を維持する状態になり、疲れが取れず老化を早めます。夜に興奮状態を迎えないためにも、コーヒーや紅茶など、カフェインを含んだ飲み物は、夕方以降は控えましょう。

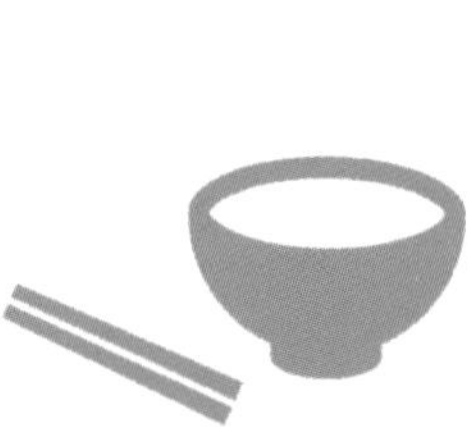

カフェイン含有量一覧

品名	量	含有量
コーヒー	200g	80mg
カプチーノ	200g	55mg
エスプレッソ	30g	64mg
紅茶	200g	44mg
ココア	200g	34mg
緑茶	200g	30mg
コーラ	350g	38mg
エナジードリンク	250g	80mg
ダークチョコレート	100g	53mg

ほどほどに飲むことでカフェイン以外の栄養も摂れる

カフェインを含む飲料には、ポリフェノールが含まれている飲料がたくさんあります。コーヒーにはクロロゲン酸というポリフェノールの一種が含まれています。クロロゲン酸には発がん物質を抑えるはたらきがあります。ダークチョコレートにはフラバノールというポリフェノールが含まれています。フラバノールは強い抗酸化作用があり、動脈硬化などを予防するはたらきを持ちます。緑茶に含まれるカテキンも、ポリフェノールです。

美肌効果のあるコラーゲン摂取のすすめ

若々しい肌を保つには、コラーゲンが大切です。コラーゲンは、加齢とともに減少します。コラーゲンを生成する染色体がテロメアです。テロメアは染色体の末端を保護する役割を持ちます。このテロメアが長ければ長いほど、細胞は若いことがわかっています。テロメアは、加齢により短くなりますが生活習慣を改善することで、短くなるのを遅らせることができるのです。肥満の人とそうでない人のテロメアの長さを比較すると、肥満の人のほうがテロメアは短いという結果になりました。肥満のほか、喫煙者もテロメアが短くなるといわれています。テロメアを長く保つと細胞内でのコラーゲンの生成を続けることができます。コラーゲンは肌の保湿だけではなく、関節や骨の動きを滑らかにするはたらきも持ちます。バランスのよい食事でテロメアの長さを維持することが大事です。

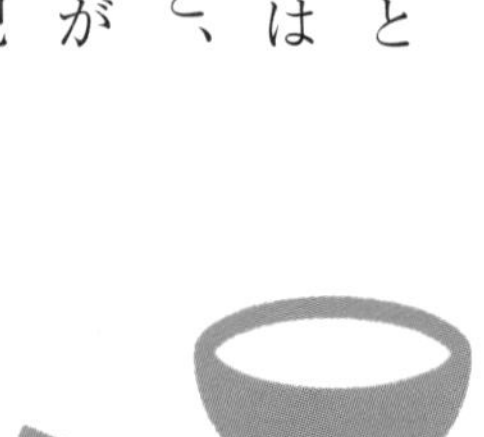

コラーゲンと肌の関係

コラーゲンの役割

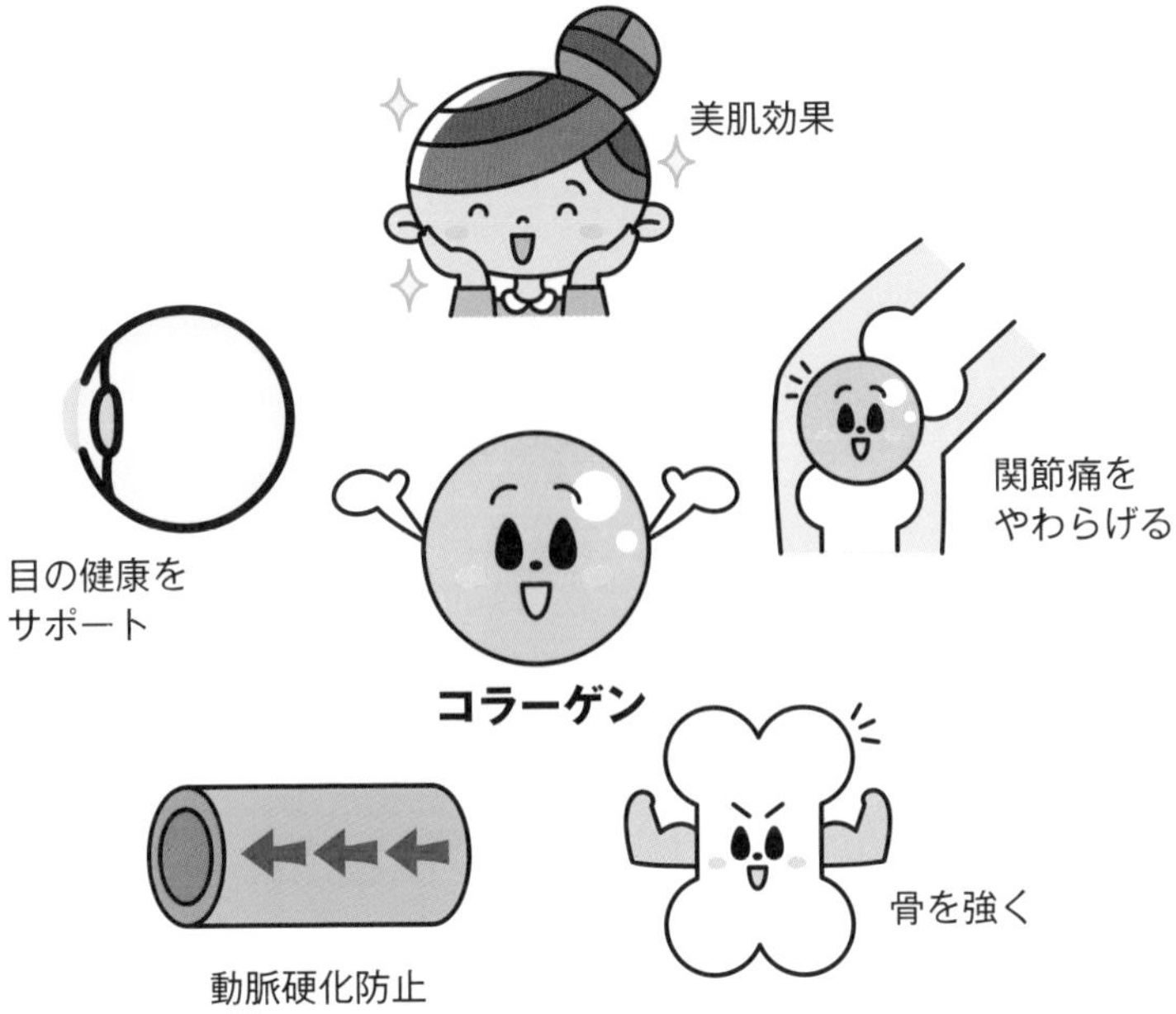

コラーゲンばかり摂ればいいの？

コラーゲンは豚足やフカヒレなどに含まれている。独特のプルプルした感触のものでコラーゲンそのものをそのまま口にすることができる。ただし、コラーゲンを食べたからといって、コラーゲンがそのまま摂取できるわけではない。口から摂り入れたコラーゲンはほかの食材同様、一度アミノ酸として分解される。コラーゲンがある食材にこだわらず、7大栄養素を摂り入れた食生活を続けることが美肌を維持する近道になる。

肌にいい献立

パプリカのマリネ
マグロのお刺身
キムチ
玄米

ビタミンを多く含む食品を積極的に取り入れた献立。
マグロからはビタミンＥ、キムチからはビタミンＢ群、
玄米からはビタミンＢ１を。
パプリカからはビタミンＣやＥなどのほか、
鉄やカリウムも豊富に採れる。

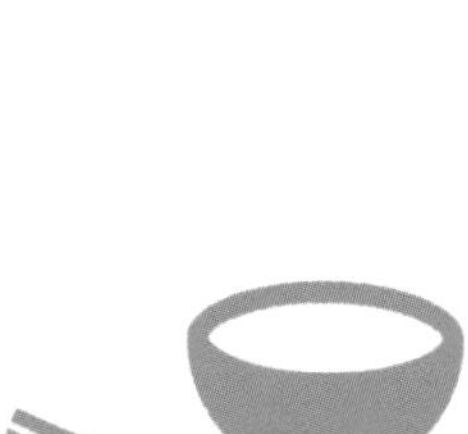

参考文献

『脳にいいこと事典』西東社

『「寝たきり」にならない5つの習慣』日本実業出版社

『日本人の長生き栄養学』エクスナレッジ

『お菓子中毒を抜け出す方法』祥伝社

『あなたを生かす油ダメにする油』KADOKAWA

『体が生まれ変わる「ケトン体」食事法』三笠書房

『あなたを生かす油 ダメにする油 ココナッツオイルの使い方は8割間違い』KADOKAWA

『免疫力を高める塩レシピ』あさ出版

『すごい塩 長生きできて、料理もおいしい！』あさ出版

『図解 １００歳までガンにならない食べ方 ボケない食べ方』青春出版社

『医者が教える最強の食事術』宝島SUGOI文庫

おわりに

２０２３年の３月10日で、私も前期高齢者のスタートラインである65歳を迎えます。若い頃は65歳と聞くと、「人生の終局」というイメージがありました。しかし、今、自分がその立場になってみると、「まだこれから」という気持ちのほうが大きいように感じます。執筆や診察などで多忙な日々が続いていますが、それができているのは、日々の食事のおかげだと感じています。

私は、これまでの長寿や老化のメカニズムに関する研究、または長寿遺伝子の研究から、病気の発症を遅らせたり、予防するのに食事が重要であるということを、確信を持って言うことができます。１００歳を超える方が増える一方で、死亡原因のトップを走るがん、生活の質の低下を招く糖尿病や高血圧、脂質異常症などの生活習慣病、命にかかわる脳卒中や心筋梗塞、さらには認知症などの病気を患う人は、年々増えている印象があります。

これらの病気には、若い頃からの食生活、生活習慣が深く関わっています。ということは、食生活や生活習慣を見直し、栄養バランスがよく、抗酸化食品やファイトケミカル（植物性化学物質）が豊富な食材を積極的に摂ることで、十分に予防可能です。健康への意識が高くて、正しい知識を持っている人だけが、リスクを回避することができるのです。

私は、１００歳以上長生きして元気に人生を謳歌している方を、尊敬の念を込めて「百寿者」と呼んでいます。その中には、人生で一度も医者の世話になったことがないという方もいます。健康長寿の達成には、病気の予防が不可欠であるといえます。無理に頑張ろうとすると挫折したり、楽しくなかったりするので、まずは自分ができる範囲で始めてみましょう。

この本を読んだ皆さんが、人生の最後の最後まで、豊かな人生を送られることを望んでおります。

白澤卓二

監修　白澤卓二（しらさわ・たくじ）

1958年、神奈川県生まれ。医学博士。白澤抗加齢医学研究所所長。お茶の水健康長寿クリニック院長。1982年、千葉大学医学部卒業後、呼吸器内科に入局。東京都老人総合研究所病理部門研究員、老化ゲノムバイオマーカー研究チームリーダーなどを経て、2007年より2015年まで順天堂大学大学院医学研究科・加齢制御医学講座教授。専門は寿命制御遺伝子の分子遺伝学、アルツハイマー病の分子生物学、アスリートの遺伝子研究。著書は300冊を超える。テレビ番組にも多数出演し、わかりやすい医学解説が好評を博している。

STAFF

装丁　河南祐介（FANTAGRAPH）
本文デザイン　徳本育民
イラスト　ちしまこうのすけ
執筆　白熊桃子、常井宏平
構成・編集　スタジオダンク

65歳からの病気にならない食べ方大全

2023年2月27日　第1刷発行

監　修　白澤卓二
発行人　蓮見清一
発行所　株式会社宝島社
〒102-8388　東京都千代田区一番町25番地
電話：営業　03-3234-4621
編集　03-3239-0926
https://tkj.jp
印刷・製本　サンケイ総合印刷株式会社

ISBN978-4-299-03764-0